GLUTENFREIE DIÄT

2023

Autor:

Giulio Massironi

Beschränkte Haftung – Haftungsausschluss

Bitte beachten Sie, dass der Inhalt dieses Buches auf persönlichen Erfahrungen und verschiedenen Informationsquellen basiert und nur für den persönlichen Gebrauch bestimmt ist.

Bitte beachten Sie, dass die hierin enthaltenen Informationen ausschließlich Bildungs- und Unterhaltungszwecken dienen und keinerlei Garantien jeglicher Art ausdrücklich oder stillschweigend übernommen werden.

Die Leser erkennen an, dass der Autor keine medizinischen, diätetischen, ernährungsphysiologischen oder beruflichen Ratschläge oder körperliches Training erteilt. Bitte konsultieren Sie einen Arzt, Ernährungsberater oder Ernährungsberater, bevor Sie eine der in diesem Buch beschriebenen Techniken ausprobieren.

Nichts in diesem Buch ist als Ersatz für gesunden Menschenverstand, medizinischen oder professionellen Rat gedacht und dient lediglich der Information.

Ihre besonderen Umstände passen möglicherweise nicht zu dem in diesem Buch dargestellten Beispiel. Tatsächlich werden sie es wahrscheinlich nicht sein.

Die Nutzung der Informationen in diesem Buch erfolgt auf eigene Gefahr. Der Leser ist für sein Handeln verantwortlich.

Die in diesem Dokument bereitgestellten Informationen werden als wahr und konsistent erklärt, da jegliche Haftung, sei es aus Fahrlässigkeit oder aus anderen Gründen, die sich aus der Verwendung oder dem Missbrauch der hierin enthaltenen Richtlinien, Prozesse oder Hinweise ergibt, ausschließlich und vollständig in der ausschließlichen und vollständigen Verantwortung des vorgesehenen Lesers liegt.

Durch die Lektüre dieses Buches stimmt der Leser zu, dass der Autor in keinem Fall für direkte oder indirekte Verluste haftbar gemacht werden kann, die durch die Verwendung der in diesem Dokument enthaltenen Informationen entstehen, einschließlich, aber nicht beschränkt auf Fehler, Auslassungen usw Ungenauigkeiten.

Notiz

Alle Rezepte in diesem Buch sind für vier Personen konzipiert. Für diese Menge sind die in den Rezepten angegebenen Zutaten zu berücksichtigen. Falls eine Änderung der Portion erforderlich ist, empfiehlt es sich, die Dosierung der Zutaten proportional anzupassen. Es wird außerdem empfohlen, die Zubereitungs- und Kochanweisungen sorgfältig zu befolgen, um das beste Ergebnis zu erzielen.

Wenn wir im Kontext dieses Buches von „einer Tasse" als Maßeinheit für Zutaten sprechen, meinen wir die Verwendung einer handelsüblichen Küchentasse mit einem Fassungsvermögen von etwa 240 Millilitern. Es ist wichtig, einen Messbecher zu verwenden, um die richtige Menge an Zutaten zu erhalten. Wenn Sie keinen Messbecher haben, können Sie einen Messbecher mit Skala verwenden und dabei darauf achten, dass die angegebenen Proportionen korrekt eingehalten werden.

Wir empfehlen, die trockenen Zutaten im Becher mit einem Spatel oder einer Messerklinge auszurichten, um eine genaue Messung zu erhalten. Bei flüssigen Zutaten empfiehlt es sich, den Becher bis zum Rand zu füllen, ohne zu quetschen oder Lücken zu hinterlassen.

Es ist jedoch wichtig zu bedenken, dass die Zutatenmengen je nach Art des Lebensmittels und seiner Dichte leicht variieren können. Daher empfiehlt es sich immer, die Maße den persönlichen Vorlieben und kulinarischen Erfahrungen anzupassen.

Um das gewünschte Ergebnis zu erzielen, ist es ratsam, die in den Rezepten enthaltenen Angaben zur Dosierung der Zutaten sorgfältig zu befolgen. Wenn Sie Zweifel oder Fragen haben, ist es ratsam, einen Fachmann zu konsultieren oder auf eine andere zuverlässige Informationsquelle zu verweisen.

Alle Zutaten, die in den in diesem Buch vorgestellten Rezepten verwendet werden, wurden sorgfältig ausgewählt, um sicherzustellen, dass sie vollständig glutenfrei sind. Die glutenfreie Diät ist unerlässlich für diejenigen, die an Zöliakie oder Glutenunverträglichkeit leiden oder eine Lebensmittelauswahl ohne dieses Protein befolgen.

Daher wurde jedes Rezept speziell entwickelt, um eine breite Palette an Geschmacksrichtungen und Geschmacksrichtungen zu bieten, wobei der Schwerpunkt stets auf der Lebensmittelsicherheit und der Kompatibilität mit einer glutenfreien Ernährung liegt.

Erleben Sie diese köstlichen Zubereitungen mit Zuversicht und wissen Sie, dass sie sorgfältig zusammengestellt wurden, um eine schmackhafte und gesunde Küche zu bieten, die für alle Ernährungsbedürfnisse geeignet ist.

Zusammenfassung

EINFÜHRUNG

Was ist die glutenfreie Diät?

Die glutenfreie Diät ist eine Diät, die den Verzehr von Gluten, einem Protein, das in einigen Getreidearten wie Weizen, Roggen, Gerste und deren Derivaten enthalten ist, vollständig ausschließt. Diese Diät ist wichtig für Menschen mit Zöliakie, einer Autoimmunerkrankung, bei der der Verzehr von Gluten eine Immunreaktion auslöst, die die Dünndarmschleimhaut schädigt.

Bei Menschen mit Zöliakie verursacht Gluten eine Entzündung im Darm, die die ordnungsgemäße Aufnahme essentieller Nährstoffe aus der Nahrung verhindert, was zu unangenehmen Symptomen wie Durchfall, Blähungen, Müdigkeit, Gewichtsverlust und Vitaminmangel führt. Die glutenfreie Ernährung ist die einzige wirksame Behandlung von Zöliakie und ermöglicht es Ihnen, diese unerwünschten Reaktionen zu vermeiden und die Darmgesundheit zu verbessern.

Darüber hinaus wird die glutenfreie Diät auch von Menschen mit einer Glutenunverträglichkeit oder einer Weizenallergie ohne Zöliakie übernommen. Bei diesen Menschen kann es zu Zöliakie-ähnlichen Symptomen kommen, wenn sie Gluten konsumieren, sie weisen jedoch keine dauerhaften Darmschäden auf, wie dies bei Zöliakie-Betroffenen der Fall ist.

Zu den Lebensmitteln, die Gluten enthalten und bei der glutenfreien Diät vermieden werden sollten, gehören:

1. Weizen in all seinen Formen (Weizenmehl, Grieß, Couscous usw.).
2. Roggen.
3. Gerste.
4. Triticale (eine Kreuzung aus Weizen und Roggen).

Einige Beispiele für sichere Lebensmittel in der glutenfreien Ernährung sind:

1. Glutenfreies Getreide wie Reis, Mais, Quinoa, Hirse und Sorghum.
2. Kartoffeln.
3. Hülsenfrüchte.
4. Frisches Fleisch, Fisch und Eier.
5. Frisches Obst und Gemüse.
6. Glutenfreie Milchprodukte (Vorsicht bei einigen Käsesorten mit Zusatzstoffen).

Für Menschen mit Zöliakie oder Glutenunverträglichkeit ist es wichtig, die Lebensmitteletiketten sorgfältig zu lesen und auf versteckte Zutaten zu achten, die möglicherweise Gluten enthalten.

Wenn Sie den Verdacht haben, an einer Gluten- oder Zöliakie-Erkrankung zu leiden, ist es wichtig, einen Arzt oder Ernährungsberater zu konsultieren, um eine genaue Diagnose zu stellen und angemessene Unterstützung bei der Umsetzung einer glutenfreien Ernährung zu erhalten.

Was ist Gluten und warum sollte man es meiden?

Gluten ist eine Familie von Proteinen, die natürlicherweise in einigen Getreidearten wie Weizen, Roggen, Gerste und deren Derivaten vorkommen. Es ist für die elastische, klebrige Textur vieler Mehle verantwortlich, die vielen Backwaren und Lebensmitteln eine gewünschte Struktur und Textur verleiht. Gluten besteht hauptsächlich aus zwei Proteinen: Gliadin und Glutenin.

Der Hauptgrund, warum manche Menschen es meiden müssen, ist die Zöliakie, eine Autoimmunerkrankung, bei der Gluten eine negative Immunreaktion im Körper hervorruft. Bei Menschen mit Zöliakie verursacht Gluten eine Entzündung der Dünndarmschleimhaut und schädigt die kleinen Vorsprünge, die sogenannten Zotten, die den Darm auskleiden.

Diese Schädigung der Zotten hindert den Darm daran, Nährstoffe aus der Nahrung richtig aufzunehmen, was zu einer Reihe von Symptomen und Komplikationen führt, darunter:

1. Malabsorption von Nährstoffen (Vitamine, Mineralien, Proteine, Fette).
2. Chronischer Durchfall oder Verstopfung.
3. Blähungen und Bauchschmerzen.
4. Gewichtsverlust und Appetitlosigkeit.
5. Anämie und Vitaminmangel.
6. Chronische Müdigkeit.
7. Hautprobleme wie Dermatitis herpetiformis.

Für Menschen mit Zöliakie ist der vollständige Verzicht auf Gluten unerlässlich, um Darmschäden vorzubeugen und die Symptome zu lindern. Das bedeutet, dass Sie alle Weizen-,

Roggen-, Gersten- und Triticaleprodukte aus Ihrer Ernährung streichen müssen.

Zusätzlich zur Zöliakie können manche Menschen auch an einer Glutenunverträglichkeit oder einer Weizenallergie ohne Zöliakie leiden. Auch in diesen Fällen kann der Verzicht auf Gluten dazu beitragen, Magen-Darm-Beschwerden zu lindern und das allgemeine Wohlbefinden zu verbessern.

Es ist jedoch wichtig zu beachten, dass eine glutenfreie Diät nicht für Menschen empfohlen wird, die nicht an Zöliakie, Glutenunverträglichkeit oder Weizenallergie leiden. Der Verzicht auf Gluten aus der Ernährung ohne echten Bedarf kann zu Nährstoffdefiziten führen und die Ausgewogenheit der Ernährung gefährden, da einige Getreidesorten wichtige Nährstoffe enthalten.

Wenn Sie vermuten, dass Sie eine Glutenreaktion haben oder Verdauungsprobleme im Zusammenhang mit dem Verzehr glutenhaltiger Lebensmittel haben, konsultieren Sie immer einen Arzt oder Ernährungsberater, um eine korrekte Diagnose und angemessene Unterstützung bei der Bewältigung Ihrer Ernährung zu erhalten.

Die Vorteile einer glutenfreien Ernährung

Für Menschen mit Zöliakie, Glutenunverträglichkeit oder einer Weizenallergie ohne Zöliakie kann die Einführung einer glutenfreien Ernährung mehrere gesundheitliche Vorteile mit sich bringen. Es ist jedoch wichtig zu betonen, dass die Vorteile speziell für diese Menschen gelten, die ein echtes Bedürfnis haben, Gluten zu meiden. Für diejenigen, die nicht an einer glutenbedingten Erkrankung leiden, gibt es keine wissenschaftlichen Beweise für die Vorteile einer glutenfreien Ernährung.

Zu den Hauptvorteilen einer glutenfreien Ernährung für diejenigen, die sie benötigen, gehören:

1. Verbesserung der Magen-Darm-Beschwerden: Bei Menschen mit Zöliakie oder Glutenunverträglichkeit kann die Eliminierung von Gluten aus der Ernährung dazu beitragen, Magen-Darm-Beschwerden wie Durchfall, Blähungen und Bauchschmerzen zu lindern.
2. Reduzierung von Darmentzündungen: Bei Zöliakiekranken ist der Verzicht auf Gluten unerlässlich, um Entzündungen und Schäden an der Darmschleimhaut vorzubeugen und die Wiederherstellung der Darmgesundheit zu fördern.
3. Optimale Nährstoffaufnahme: Mit einer richtigen glutenfreien Ernährung können Menschen mit Zöliakie die Aufnahme essentieller Nährstoffe wie Vitamine, Mineralien und Proteine verbessern und so das Risiko eines Nährstoffmangels verringern.
4. Erhöhte Energie und verbesserte Stimmung: Menschen mit Zöliakie, die sich richtig glutenfrei ernähren, können aufgrund der verringerten Darmentzündung und der

optimalen Nährstoffaufnahme mehr Energie und eine verbesserte Stimmung verspüren.

5. Vorbeugung von Langzeitschäden: Durch eine glutenfreie Ernährung können Menschen mit Zöliakie Langzeitschäden im Darm vorbeugen und das Risiko krankheitsbedingter Komplikationen verringern.

Es ist wichtig zu beachten, dass eine glutenfreie Ernährung sorgfältig geplant werden muss, um sicherzustellen, dass sie alle wichtigen Nährstoffe enthält. Eine glutenfreie Ernährung kann zu einer Verringerung einiger wichtiger Nährstoffe führen, die in glutenhaltigem Getreide enthalten sind, wie z. B. Ballaststoffe, Eisen, Kalzium und B-Vitamine.

Daher sollten Personen, die sich glutenfrei ernähren, auf die Aufnahme nahrhafter Lebensmittel achten und einen registrierten Ernährungsberater oder Arzt konsultieren.

Für diejenigen, die nicht wirklich auf Gluten verzichten müssen, gibt es keine bekannten oder wissenschaftlich nachgewiesenen Vorteile einer glutenfreien Ernährung. Tatsächlich kann eine glutenfreie Ernährung ohne bestimmte Bedingungen zu ernährungsphysiologischen Nachteilen und unnötigen Lebensmitteleinschränkungen führen.

GRUNDLAGEN DER GLUTENFREIEN ERNÄHRUNG

Was ist Zöliakie und Glutenunverträglichkeit?

Zöliakie und Glutenunverträglichkeit sind zwei verschiedene, aber aufgrund ihrer ähnlichen Symptome oft verwechselte Erkrankungen. Bei beiden handelt es sich um eine negative Reaktion auf Gluten, die Ursachen und Auswirkungen auf den Körper sind jedoch unterschiedlich.

Zöliakie:

Zöliakie ist eine Autoimmunerkrankung, bei der das Immunsystem abnormal auf Gluten reagiert, ein Protein, das in einigen Getreidearten wie Weizen, Roggen, Gerste und Triticale vorkommt. Wenn eine Person mit Zöliakie glutenhaltige Lebensmittel zu sich nimmt, greift das Immunsystem fälschlicherweise die Dünndarmschleimhaut an, was zu Entzündungen und Schäden an den Darmzotten führt. Zotten sind kleine, fingerartige Ausstülpungen, die den Darm auskleiden und eine entscheidende Rolle bei der Aufnahme von Nährstoffen spielen.

Eine Schädigung der Zotten führt zu einer verminderten Aufnahme von Nährstoffen aus der Nahrung, was zu einer Vielzahl von Symptomen und Komplikationen führt, wie z. B. chronischem Durchfall, Blähungen, Müdigkeit, Gewichtsverlust, Anämie und Vitaminmangel. Zöliakie kann in jedem Alter auftreten und erblich bedingt sein.

Die Hauptbehandlung bei Zöliakie ist eine strikte glutenfreie Diät, bei der alle Glutenquellen aus der Ernährung eliminiert werden. Dadurch kann sich das Immunsystem beruhigen und der Darm heilen, was die Symptome verbessert und Langzeitschäden verhindert.

Gluten Intoleranz:

Glutenunverträglichkeit ist eine andere Erkrankung als Zöliakie und wird auch als Nicht-Zöliakie-Glutensensitivität bezeichnet. Bei Menschen mit Glutenunverträglichkeit kann der Verzehr von Gluten Magen-Darm-Beschwerden hervorrufen, die denen einer Zöliakie ähneln, wie etwa Blähungen, Bauchschmerzen, Durchfall oder Verstopfung. Im Gegensatz zur Zöliakie geht die Glutenunverträglichkeit jedoch nicht mit einer Autoimmunreaktion oder einer dauerhaften Schädigung des Darms einher.

Die genaue Ursache der Glutenunverträglichkeit ist nicht vollständig geklärt, es wird jedoch angenommen, dass es sich dabei um eine angeborene Immunantwort oder eine Reaktion auf Gluten oder andere Substanzen handelt, die in glutenhaltigem Getreide vorkommen. Einige Untersuchungen deuten darauf hin, dass Gluten möglicherweise nicht allein für die Empfindlichkeit verantwortlich ist, da auch andere Getreidebestandteile beteiligt sein könnten.

Die Behandlung einer Glutenunverträglichkeit besteht darin, Gluten zu meiden oder die Aufnahme glutenhaltiger Lebensmittel stark zu reduzieren. Es ist jedoch wichtig zu beachten, dass die Glutenunverträglichkeit eine umstrittene Erkrankung ist und einige Studien darauf hindeuten, dass die Symptome durch andere Substanzen in Getreide oder andere Ursachen verursacht werden können.

In beiden Fällen, sowohl bei Zöliakie als auch bei Glutenunverträglichkeit, ist es wichtig, eine genaue Diagnose von einem Arzt oder qualifizierten Ernährungsberater einzuholen, bevor wesentliche Ernährungsumstellungen vorgenommen werden.

Empfindlichkeit gegenüber Gluten

Glutenunverträglichkeit, auch nicht-zöliakiebedingte Glutenunverträglichkeit genannt, ist eine Erkrankung, bei der eine Person nach dem Verzehr von Gluten gastrointestinale und/oder extraintestinale Symptome entwickelt, jedoch nicht die für Zöliakie typischen Darmschäden aufweist.

Bei Menschen mit einer Glutenunverträglichkeit kann eine Vielzahl von Symptomen auftreten, darunter:

1. Abdominale Schwellung.
2. Unterleibsschmerzen.
3. Durchfall oder Verstopfung.
4. Brechreiz.
5. Ermüdung.
6. Kopfschmerzen.
7. Magenschmerzen.
8. Hautprobleme (z. B. Ekzeme).
9. Depression oder Angst.

Die Symptome können von Person zu Person unterschiedlich sein und können auch durch andere Faktoren in der Ernährung und im Lebensstil beeinflusst werden.

Die genaue Ursache der Glutensensitivität ist noch nicht vollständig geklärt und die Diagnose dieser Erkrankung kann schwierig sein, da es keinen spezifischen Test zur Erkennung gibt. Da die Symptome einer Glutenunverträglichkeit denen anderer Magen-Darm-Erkrankungen ähneln können, ist es außerdem wichtig, andere mögliche Ursachen auszuschließen, bevor eine Glutenunverträglichkeit diagnostiziert wird.

Einige Theorien deuten darauf hin, dass die Glutenempfindlichkeit auf eine angeborene Immunantwort oder eine Reaktion auf Nicht-Gluten-Bestandteile in Getreide zurückzuführen sein könnte, beispielsweise auf fermentierbare Kohlenhydrate, sogenannte FODMAPs (Fermentierbare Oligosaccharide, Disaccharide, Monosaccharide und Polyole). Die Erforschung dieser Erkrankung ist jedoch noch im Gange und es gibt viele unbeantwortete Fragen zu den Ursachen und Mechanismen der Glutensensitivität.

Die Hauptbehandlung bei Glutenunverträglichkeit ist die Eliminierung oder deutliche Reduzierung von Gluten aus der Nahrung. Da die Glutenunverträglichkeit jedoch immer noch ein sich entwickelndes Forschungsgebiet ist, ist es wichtig, mit einem Arzt oder einem registrierten Ernährungsberater zusammenzuarbeiten, um eine genaue Diagnose zu erhalten und einen geeigneten Ernährungsplan zu entwickeln.

Wenn Sie vermuten, dass Sie an einer Glutenunverträglichkeit leiden oder nach dem Verzehr glutenhaltiger Lebensmittel Magen-Darm-Beschwerden verspüren, ist es ratsam, für eine ordnungsgemäße Beurteilung und Diagnose einen Arzt aufzusuchen.

Zöliakie vs. Glutensensitivität: Unterschiede und Gemeinsamkeiten

Zöliakie und Glutenunverträglichkeit sind zwei Erkrankungen, die mit einer negativen Reaktion auf Gluten einhergehen, jedoch erhebliche Unterschiede in den Ursachen, Reaktionen des Immunsystems und klinischen Ergebnissen aufweisen.

Unterschiede zwischen Zöliakie und Glutenunverträglichkeit:

1. Ursachen: Zöliakie ist eine Autoimmunerkrankung, bei der das Immunsystem abnormal auf Gluten reagiert und die Dünndarmschleimhaut angreift. Glutensensitivität hingegen ist eine Erkrankung, bei der Menschen nach dem Verzehr von Gluten gastrointestinale und/oder extraintestinale Symptome verspüren, aber keine Autoimmunreaktion oder dauerhafte Schädigung des Darms zeigen.
2. Immunreaktion: Bei Zöliakie greift das Immunsystem fälschlicherweise Gluten an und verursacht eine Entzündung im Darm, die die Darmzotten schädigt. Dieser Schaden führt zu Problemen bei der Nährstoffaufnahme. Bei der Glutensensitivität handelt es sich bei der beteiligten Immunreaktion nicht um eine Autoimmunreaktion, der genaue Mechanismus ist jedoch noch nicht vollständig verstanden.
3. Darmschäden: Bei Zöliakie können eine Entzündung des Darms und eine Schädigung der Zotten zu schwerwiegenden langfristigen Gesundheitsproblemen führen, wenn Gluten nicht aus der Ernährung gestrichen wird. Bei einer Glutenunverträglichkeit kommt es nicht zu einer dauerhaften Schädigung des Darms, es kann jedoch

nach dem Verzehr von Gluten zu vorübergehenden Magen-Darm-Beschwerden kommen.

4. Diagnose: Zöliakie kann durch eine Reihe medizinischer Tests diagnostiziert werden, wie z. B. Blutuntersuchungen auf spezifische Antikörper und eine Biopsie des Dünndarms zur Beurteilung des Zustands der Zotten. Für die Glutenunverträglichkeit gibt es keinen spezifischen Test und die Diagnose basiert hauptsächlich auf dem Ausschluss anderer ähnlicher Erkrankungen und der Beobachtung der Symptome.

Ähnlichkeiten zwischen Zöliakie und Glutenempfindlichkeit:

1. Magen-Darm-Symptome: Beide Erkrankungen können ähnliche Magen-Darm-Symptome wie Blähungen, Bauchschmerzen, Durchfall, Verstopfung und Übelkeit verursachen.

2. Zusammenhang mit Glutenkonsum: Sowohl Zöliakie als auch Glutenunverträglichkeit hängen mit der Glutenaufnahme zusammen. Bei Patienten mit Zöliakie ist Gluten die direkte Ursache für Darmschäden, während bei Glutensensitivität Gluten offenbar Symptome auslöst, ohne jedoch dauerhafte Entzündungen hervorzurufen.

3. Glutenfreie Ernährung: Die primäre Behandlung beider Erkrankungen besteht darin, Gluten aus der Ernährung zu streichen. Menschen mit Zöliakie oder Glutenunverträglichkeit sollten glutenhaltige Lebensmittel meiden, um die Symptome zu lindern und die Gesundheit zu verbessern.

Zusammenfassend handelt es sich bei Zöliakie um eine Autoimmunerkrankung, die als Reaktion auf Gluten eine dauerhafte Schädigung des Dünndarms verursacht, während Glutensensitivität eine Erkrankung ist, bei der Gluten vorübergehende gastrointestinale Symptome verursacht, ohne den Darm dauerhaft zu schädigen.

Beide erfordern die Eliminierung von Gluten aus der Ernährung, um die Symptome und die Lebensqualität der Patienten zu verbessern. Eine korrekte Diagnose ist unerlässlich, um eine ordnungsgemäße Behandlung und eine wirksame Behandlung der Erkrankung sicherzustellen.

vermeidende Lebensmittel und Zutaten

Für Menschen mit Zöliakie, Glutenunverträglichkeit oder einer Nicht-Zöliakie-Weizenallergie ist es wichtig, den Verzehr von Lebensmitteln und Zutaten zu vermeiden, die Gluten enthalten oder damit verunreinigt sein können.

Nachfolgend sind einige häufig zu vermeidende Lebensmittel und Zutaten aufgeführt:

1. Glutenhaltiges Getreide: Weizen (einschließlich seiner Derivate wie Weizenmehl, Hartweizen, Weizenkeime und Buchweizen), Roggen, Gerste und Triticale (eine Kreuzung aus Weizen und Roggen).
2. Brot und Backwaren auf Glutenbasis: Brot, Focaccia, Cracker, Grissini, Kekse, Kuchen, Süßigkeiten und andere Backwaren, die Weizen-, Roggen- oder Gerstenmehl enthalten.
3. Nudeln auf Glutenbasis: Spaghetti, Makkaroni, Lasagne und andere Nudelsorten, die Weizen enthalten.
4. Glutenbasierte Cerealien: Frühstückscerealien mit Weizen, Roggen oder Gerste.
5. Glutenbasierte Snacks und frittierte Lebensmittel: Pommes Frites, Nachos, Chicken Nuggets und andere Snacks, die Weizenmehl enthalten oder im gleichen Öl wie glutenhaltige Produkte frittiert werden.
6. Glutenhaltige Saucen und Dressings: Einige Saucen wie Sojasauce, Ketchup, Salatdressings und Dressings können Gluten als versteckte Zutat enthalten.
7. Glutenhaltige Getränke: Bier, einige Whiskys und einige Malzgetränke können Gluten enthalten.

8. Fleischimitationen oder vegetarische Produkte: Einige vegetarische Produkte können Gluten als Bindemittel enthalten.

9. Glutenhaltige Mehle und Zutaten: Weizenmehl, Roggenmehl, Grieß, Weizenkeime, Gerstenmehl und Weizenstärke können als Zutaten verwendet werden und sollten vermieden werden.

10. Panaden und Semmelbrösel: Panaden, die zum Braten oder Mehlen verwendet werden, können Gluten enthalten, ebenso wie die in einigen Rezepten verwendeten Semmelbrösel.

11. Dressings und Suppenmischungen: Einige Suppenmischungen und Dressings können Gluten enthalten oder in glutenverarbeitenden Betrieben hergestellt werden.

Es ist wichtig, die Lebensmitteletiketten sorgfältig zu lesen und auf versteckte Zutaten zu achten, die möglicherweise Gluten enthalten.

Wenn Sie essen gehen oder verpackte Produkte kaufen, erkundigen Sie sich außerdem immer beim Restaurantpersonal oder beim Hersteller, ob die Lebensmittel glutenfrei oder kreuzkontaminiert sind.

Für diejenigen, die sich glutenfrei ernähren, ist es hilfreich, sich der Kreuzkontamination bewusst zu sein, die auftreten kann, wenn glutenfreie Lebensmittel mit glutenkontaminierten Utensilien, Oberflächen oder Ölen in Kontakt kommen.

Beginnen Sie mit der glutenfreien Diät

So gelingt die Umstellung auf eine glutenfreie Ernährung

Die Umstellung auf eine glutenfreie Ernährung kann zunächst ein wenig einschüchternd wirken, aber mit ein wenig Planung und Informationen kann sie zu einem einfacheren und beherrschbareren Prozess werden.

Hier sind einige Schritte, die Sie befolgen sollten, um den Übergang zu einer glutenfreien Ernährung zu erleichtern:

1. Aufklärung: Informieren Sie sich zunächst über die glutenfreie Ernährung und erfahren Sie, welche Lebensmittel und Zutaten Gluten enthalten und welche sicher zu verzehren sind. Lesen Sie Bücher, konsultieren Sie seriöse Online-Quellen und sprechen Sie mit einem Ernährungsberater oder Arzt, der Erfahrung mit Zöliakie oder Glutenunverträglichkeit hat, um detaillierte Informationen zu erhalten.

2. Räumen Sie Ihre Speisekammer auf: Entfernen Sie alle glutenhaltigen Lebensmittel wie Brot, Nudeln, Kekse und Backwaren aus Weizen, Roggen, Gerste und Triticale aus Ihrer Speisekammer. Achten Sie auf versteckte Inhaltsstoffe in verpackten Produkten und lesen Sie die Lebensmitteletiketten sorgfältig durch.

3. Entdecken Sie glutenfreie Lebensmittel: Entdecken Sie die Welt der glutenfreien Lebensmittel und finden Sie heraus, welche Optionen Ihnen zur Verfügung stehen. Glutenfreie Getreidesorten wie Reis, Mais, Quinoa, Hirse und Sorghum sind ein guter Anfang. Auch für Brot, Nudeln und Backwaren gibt es zahlreiche glutenfreie Alternativen, die in Reformhäusern oder in den Glutenfrei-Abteilungen von Supermärkten zu finden sind.

4. Kochen Sie Ihre eigenen Mahlzeiten: Wenn Sie Ihre Mahlzeiten zu Hause zubereiten, haben Sie die vollständige Kontrolle über die Zutaten und können problemlos auf Gluten verzichten. Experimentieren Sie mit neuen glutenfreien Rezepten und entdecken Sie neue Möglichkeiten, mit sicheren Zutaten zu kochen.

5. Achten Sie auf Kreuzkontaminationen: Eine Kreuzkontamination kann auftreten, wenn glutenfreie Lebensmittel mit glutenkontaminierten Utensilien, Kochgeschirr, Oberflächen oder Ölen in Kontakt kommen. Verwenden Sie für die Zubereitung glutenfreier Speisen separate Utensilien und achten Sie darauf, die Oberflächen vor dem Kochen gründlich zu reinigen.

6. Informieren Sie Restaurants und Freunde: Wenn Sie auswärts essen oder Freunde oder Verwandte besuchen, informieren Sie das Restaurantpersonal oder die Gastgeber immer über Ihre Notwendigkeit einer glutenfreien Ernährung. Einige Restaurants bieten möglicherweise glutenfreie Menüs an oder bereiten auf Anfrage spezielle Gerichte zu.

7. Seien Sie geduldig mit sich selbst: Die Umstellung auf eine glutenfreie Ernährung kann Zeit und Anpassungen erfordern. Seien Sie geduldig mit sich und Ihrem Körper, während Sie sich an diesen neuen Essstil gewöhnen.

8. Überwachen Sie Ihre Symptome: Überwachen Sie nach Beginn der glutenfreien Diät Ihre Symptome und Ihr allgemeines Wohlbefinden. Konnten Sie Verbesserungen oder Veränderungen in Ihrem Gesundheitszustand feststellen?

9. Konsultieren Sie einen Arzt: Wenn Sie Bedenken oder Fragen zu Ihrer glutenfreien Ernährung haben, wenden Sie sich für weitere Beratung und Unterstützung an einen

registrierten Ernährungsberater oder einen auf Zöliakie oder Glutenunverträglichkeit spezialisierten Arzt.

Denken Sie daran, dass die glutenfreie Ernährung für Menschen mit Zöliakie, Glutenunverträglichkeit oder Nicht-Zöliakie-Weizenallergie unerlässlich ist. Die Einhaltung einer glutenfreien Diät kann Ihnen helfen, die Symptome zu lindern und Ihre allgemeine Gesundheit zu verbessern.

Lesen Sie die Lebensmitteletiketten

Das sorgfältige Lesen der Lebensmitteletiketten ist ein wichtiger Schritt für jeden, der sich glutenfrei ernährt oder besondere Ernährungsbedürfnisse im Zusammenhang mit Gluten hat. Etiketten liefern wichtige Informationen über die Inhaltsstoffe des Produkts und können Ihnen dabei helfen, leicht zu erkennen, ob ein Lebensmittel sicher zu verzehren ist oder ob es Gluten enthält.

Hier sind einige Tipps zum Lesen von Lebensmitteletiketten, um Gluten zu identifizieren:

1. Achten Sie auf das „Glutenfrei"-Label: Viele glutenfreie Produkte tragen ein auffälliges „Glutenfrei"-Label. Dieser Hinweis ist häufig auf der Verpackung hervorgehoben und gibt Ihnen die Gewissheit, dass der Verzehr des Produkts sicher ist.
2. Lesen Sie die Zutatenliste: Achten Sie sorgfältig auf die Zutatenliste auf der Rückseite oder Seite der Verpackung. Überprüfen Sie, ob in den Zutaten glutenhaltige Getreidearten wie Weizen, Roggen, Gerste und Triticale aufgeführt sind.
3. Vorsicht vor versteckten Zutaten: Zusätzlich zu glutenhaltigem Getreide gibt es einige Zutaten, die Gluten enthalten oder aus glutenhaltigem Getreide gewonnen werden können. Achten Sie auf Zutaten wie Weizenstärke, Malzextrakt, Gerstenmalzextrakt, hydrolysiertes Weizenprotein (HVP) und Roggenmehl.
4. Achten Sie auf Kreuzkontaminationswarnungen: Einige Produkte werden möglicherweise in Betrieben hergestellt, in denen auch Gluten verarbeitet wird, was zu Kreuzkontaminationen führen kann. Achten Sie auf

Warnhinweise zu möglichen Spuren von Gluten, z. B. „Kann Spuren von Gluten enthalten" oder „Hergestellt in einer Anlage, in der auch Gluten verarbeitet wird."

5. Achten Sie auf das internationale Symbol „glutengekreuzt": Einige zertifizierte glutenfreie Produkte tragen möglicherweise das internationale Symbol „glutengekreuzt" auf der Verpackung. Dieses Symbol ist ein weiterer Hinweis darauf, dass das Produkt getestet wurde und für Menschen, die sich glutenfrei ernähren, als sicher befunden wurde.

6. Achten Sie auf die Nährwertangaben: Lesen Sie die Nährwertangaben auf dem Etikett, um den Ballaststoff-, Eiweiß- und Fettgehalt zu prüfen. Einige glutenfreie Produkte enthalten möglicherweise weniger Ballaststoffe als glutenhaltige Äquivalente. Achten Sie daher auf eine ausgewogene Ernährung.

7. Sprechen Sie mit dem Laden- oder Restaurantpersonal: Wenn Sie Bedenken hinsichtlich der Eignung eines Produkts haben, fragen Sie das Laden- oder Restaurantpersonal nach weiteren Informationen zum Vorhandensein von Gluten im Produkt.

Das Lesen der Lebensmitteletiketten kann zunächst einige Zeit in Anspruch nehmen, aber mit etwas Übung wird es einfacher, sichere Lebensmittel für den Verzehr in Ihrer glutenfreien Ernährung zu erkennen. Bewusstsein und Aufmerksamkeit bei der Lebensmittelauswahl sind für die Aufrechterhaltung einer sicheren und ausgewogenen glutenfreien Ernährung unerlässlich.

Glutenfreies Kochen: Alternativen und Techniken

Glutenfreies Kochen kann einige Umstellungen und Anpassungen erfordern, um Gerichte zu erhalten, die köstlich und sicher für diejenigen sind, die sich glutenfrei ernähren.

Hier sind einige gängige Alternativen und Techniken für glutenfreies Kochen:

1. Glutenfreie Mehle: Ersetzen Sie Weizenmehl durch glutenfreie Mehle wie Reismehl, Maismehl, Quinoamehl, Mandelmehl oder Kokosmehl. Es gibt auch fertige glutenfreie Mehlmischungen, die zum Kochen und Backen verwendet werden können.
2. Glutenfreie Verdickungsmittel: Zum Andicken von Soßen und Suppen statt Weizenmehl Maisstärke oder Kartoffelstärke verwenden.
3. Glutenfreies Brot und Backwaren: Verwenden Sie glutenfreies Brot, Cracker, Kuchen und Kekse, erhältlich in Reformhäusern oder in den glutenfreien Abteilungen von Supermärkten.
4. Glutenfreie Nudeln: Es gibt viele glutenfreie Alternativen für Nudeln, wie zum Beispiel Reisnudeln, Maisnudeln, Quinoa-Nudeln oder Hülsenfruchtnudeln.
5. Glutenfreie Panade: Verwenden Sie zum Panieren Cornflakes, Reisflocken oder glutenfreie Semmelbrösel.
6. Kreuzkontamination: Achten Sie darauf, saubere, glutenfreie Utensilien, Kochgeschirr und Oberflächen zu verwenden, um eine Kreuzkontamination mit glutenhaltigen Lebensmitteln zu vermeiden.
7. Glutenfreie Getränke: Wählen Sie glutenfreie Biere, Weine und reine Spirituosen wie Wodka oder Gin, die von Natur aus glutenfrei sind.

8. Beilagen und Gewürze: Überprüfen Sie die Zutaten von Soßen, Salatdressings und Gewürzen auf Glutenfreiheit. Stellen Sie Ihre eigenen Saucen und Dressings nach Möglichkeit glutenfrei her.

9. Glutenfreie Snacks: Entscheiden Sie sich für frisches Obst, Gemüse, Nüsse, Samen oder speziell verpackte glutenfreie Snacks wie Maischips oder Popcorn.

10. Überprüfen von Rezepten: Achten Sie beim Befolgen von Rezepten auf glutenfreie Versionen oder passen Sie das Rezept durch glutenfreie Substitutionen an. Oft können Rezepte leicht geändert werden, um den glutenfreien Verzehr zu gewährleisten.

11. Kochexperimente: Experimentieren Sie mit neuen Rezepten und Zutatenkombinationen, um köstliche neue Möglichkeiten zum glutenfreien Kochen zu entdecken.

Glutenfreies Kochen kann ein kreatives und befriedigendes Erlebnis sein. Mit der Zeit werden Sie mit glutenfreien Zutaten vertraut und entwickeln neue Kochfähigkeiten, um köstliche und nahrhafte Mahlzeiten zuzubereiten.

Denken Sie immer daran, die Lebensmitteletiketten sorgfältig zu lesen und auf Kreuzkontaminationen zu achten, um eine sichere und ausgewogene glutenfreie Ernährung aufrechtzuerhalten.

Glutenfreie Einkaufstipps

Der Einkauf glutenfreier Lebensmittel mag auf den ersten Blick wie eine Herausforderung erscheinen, aber mit ein wenig Planung und Bewusstsein wird es einfacher, Lebensmittel zu identifizieren und zu kaufen, die für Ihre glutenfreie Ernährung sicher sind.

Hier einige Tipps zum glutenfreien Einkaufen:

1. Machen Sie sich mit glutenfreien Lebensmitteln vertraut: Erfahren Sie, welche Lebensmittel von Natur aus glutenfrei sind, wie Obst, Gemüse, Fleisch, Fisch, Eier, Hülsenfrüchte, Milchprodukte und Reis. Diese Lebensmittel bilden die Grundlage einer gesunden und ausgewogenen glutenfreien Ernährung.

2. Lesen Sie die Etiketten sorgfältig durch: Lesen Sie beim Kauf verpackter Produkte die Lebensmitteletiketten sorgfältig durch, um zu prüfen, ob Gluten oder Zutaten aus glutenhaltigem Getreide enthalten sind. Achten Sie auch auf das „Glutenfrei"-Label oder auf Symbole, die die Sicherheit einer glutenfreien Ernährung bestätigen.

3. Wählen Sie zertifizierte glutenfreie Produkte: Achten Sie auf Produkte, die speziell verpackt und als „glutenfrei" zertifiziert sind oder das internationale Symbol „glutengekreuzt" tragen. Diese Produkte wurden getestet, um sicherzustellen, dass sie für Menschen, die sich glutenfrei ernähren, sicher sind.

4. Entdecken Sie die glutenfreie Abteilung: Viele Supermärkte haben eine Abteilung für glutenfreie Produkte, zu denen glutenfreies Brot, Nudeln, Kekse, Müsli, Mehl und andere Zutaten gehören. Erkunden Sie

diese Abteilung und finden Sie eine große Auswahl an Optionen.

5. Kaufen Sie in der Frischeabteilung ein: Entscheiden Sie sich für frische Lebensmittel wie Obst, Gemüse, Fleisch, Fisch und Milchprodukte, die von Natur aus glutenfrei sind und oft keine besondere Kennzeichnung erfordern.

6. Vermeiden Sie die Müsli- und Backwarenabteilung: Um der Versuchung zu entgehen, glutenhaltige Produkte zu kaufen, meiden Sie die Müsli- und Backwarenabteilung, die möglicherweise Lebensmittel enthält, die für Ihre glutenfreie Ernährung nicht geeignet sind.

7. Auf Kreuzkontamination prüfen: Achten Sie auf Kreuzkontaminationen in den Gängen von Supermärkten. Glutenfreie Lebensmittel sollten beispielsweise von glutenhaltigen Produkten ferngehalten werden, um eine Kontamination zu vermeiden.

8. Erstellen Sie eine Einkaufsliste: Bevor Sie in den Supermarkt gehen, erstellen Sie eine Einkaufsliste mit den glutenfreien Lebensmitteln, die Sie kaufen möchten. Dies wird Ihnen helfen, sich bei Ihrer Ernährung auf sichere Lebensmittel zu konzentrieren.

9. Fragen Sie das Supermarktpersonal: Wenn Sie Fragen zu einem Produkt haben oder Zweifel an der Eignung für Ihre glutenfreie Ernährung haben, fragen Sie das Supermarktpersonal nach weiteren Informationen.

10. Vorbereiten und planen: Planen Sie die Mahlzeiten für die Woche im Voraus und erstellen Sie eine Liste der notwendigen Zutaten, um Spontankäufe glutenhaltiger Lebensmittel zu vermeiden.

Wenn Sie diese Tipps befolgen, können Sie bewusster und sicherer für Ihre glutenfreie Ernährung einkaufen. Mit der Zeit werden Sie immer besser mit glutenfreien Lebensmitteln vertraut und können leicht Produkte identifizieren, die Ihren Ernährungsbedürfnissen entsprechen.

GLUTENFREIE LEBENSMITTEL

Glutenfreies Getreide und Mehl

Es gibt zahlreiche glutenfreie Getreide- und Mehlsorten, die als sichere Alternative für Menschen gelten, die sich glutenfrei ernähren.

Hier sind einige der gängigsten glutenfreien Körner und Mehle:

Glutenfreies Getreide:

1. Reis: Reis ist eines der beliebtesten glutenfreien Getreidesorten und kommt in vielen Sorten vor, darunter weißer Reis, brauner Reis, Basmatireis und Wildreis.
2. Mais: Mais ist von Natur aus glutenfrei und wird häufig bei der Herstellung von Maismehl, Frühstückszerealien, Popcorn und Maistortillas verwendet.
3. Quinoa: Quinoa ist eine uralte Getreidepflanze und bietet eine hervorragende Proteinquelle. Es kann als Ersatz für Reis und als Zutat in Salaten, Suppen und Getreidegerichten verwendet werden.
4. Hirse: Hirse ist ein glutenfreies Getreide mit einem zarten und leicht süßlichen Geschmack. Es kann gekocht und als Beilage oder als Zutat in Suppen und Salaten verwendet werden.
5. Sorghum: Sorghum ist ein weiteres glutenfreies Getreide mit einem leichten, neutralen Geschmack. Es wird zur Herstellung von Sorghummehl und in der Küche zur Zubereitung von Brot, Nudeln und Desserts verwendet.

Glutenfreie Mehle:

1. Reismehl: Reismehl ist eines der vielseitigsten glutenfreien Mehle und wird häufig als Teigbasis und für die Zubereitung von Kuchen und Torten verwendet.

2. Maismehl: Maismehl wird durch Mahlen von Mais gewonnen und wird häufig für die Zubereitung von Maisbrot, Kuchen und Pommes Frites verwendet.

3. Mandelmehl: Mandelmehl ist reich an Eiweiß und gesunden Fetten und eine gute Alternative für die Zubereitung glutenfreier Desserts und Backwaren.

4. Quinoa-Mehl: Quinoa-Mehl ist reich an Proteinen und bietet einen leicht nussigen Geschmack. Es wird zur Herstellung von Pfannkuchen, Keksen und anderen Backrezepten verwendet.

5. Sorghummehl: Sorghummehl hat einen delikaten Geschmack und kann in Kombination mit anderen glutenfreien Mehlen zur Zubereitung von Brot, Brötchen und Süßigkeiten verwendet werden.

6. Kokosmehl: Kokosmehl wird aus getrocknetem Kokosnussfleisch gewonnen und ist ein glutenfreies Mehl mit süßem und aromatischem Geschmack. Es wird für Süßigkeiten, Kekse und andere Backwaren verwendet.

Diese glutenfreien Körner und Mehle sind leicht in Reformhäusern oder in den glutenfreien Abteilungen von Supermärkten zu finden. Durch das Experimentieren mit diesen Optionen können Sie neue Möglichkeiten entdecken, köstliche glutenfreie Gerichte zu kochen und zuzubereiten.

Glutenfreies Brot und Backwaren

Glutenfreies Brot und Backwaren gibt es in verschiedenen Variationen, um den Geschmack und die Bedürfnisse derjenigen zu erfüllen, die sich glutenfrei ernähren.

Hier sind einige gängige Arten glutenfreier Brote und Backwaren:

1. Glutenfreie Brote: Es gibt verschiedene glutenfreie Brotsorten, wie Weißbrot, Schwarzbrot, Maisbrot, Reisbrot und Sorghumbrot. Einige glutenfreie Brote können fertig gekauft werden, während andere mit glutenfreien Mehlen und Mischungen zu Hause hergestellt werden können.
2. Glutenfreie Tortillas und Wraps: Glutenfreie Tortillas und Wraps sind eine tolle Alternative für die Zubereitung glutenfreier Sandwiches, Burritos, Tacos und anderer Wrap-Rezepte.
3. Glutenfreie Focaccia und Pizza: Es gibt glutenfreie Focaccia- und Pizzagrundlagen, mit denen Sie zu Hause köstliche Focaccia und Pizza aus Zutaten zubereiten können, die für die glutenfreie Ernährung unbedenklich sind.
4. Glutenfreie Kekse und Desserts: Es gibt viele glutenfreie verpackte Kekse, Muffins, Kuchen und Desserts, die in Reformhäusern oder glutenfreien Abteilungen in Supermärkten erhältlich sind.
5. Glutenfreie Cerealien: Neben Brot gibt es glutenfreie Frühstückscerealien wie Reisflocken, Cornflakes, Quinoa-Müsli und andere glutenfreie Cerealien, die mit Milch oder Joghurt verzehrfertig sind.

6. Glutenfreie Sandwiches und Cracker: Zu Käse, Aufschnitt und anderen Zutaten finden Sie glutenfreie Sandwiches und Cracker.
7. Süße und herzhafte Backwaren: Es gibt zahlreiche süße und herzhafte glutenfreie Backwaren, wie Croissants, Brioches, Gebäck, Zwieback, Brotstangen und mehr.

Ob Sie Fertigprodukte kaufen oder selbst herstellen möchten, es gibt viele Möglichkeiten für glutenfreies Brot und Backwaren.

Achten Sie immer darauf, die Lebensmitteletiketten sorgfältig auf Gluten oder Kreuzkontaminationen zu lesen. Wenn Sie zu Hause backen, befolgen Sie glutenfreie Rezepte oder passen Sie Ihre Lieblingsrezepte mit glutenfreien Mehlen und Zutaten an, die zu Ihrer Ernährung passen.

Glutenfreie Pasta und Alternativen

Für diejenigen, die sich glutenfrei ernähren, gibt es mehrere glutenfreie Pasta-Optionen und Alternativen. Mit diesen Alternativen lassen sich ganz einfach köstliche glutenfreie Nudelgerichte zubereiten.

Hier sind einige der gebräuchlichsten Optionen:

1. Reisnudeln: Reisnudeln gehören zu den beliebtesten glutenfreien Alternativen. Sie werden aus Reismehl hergestellt und haben vielleicht eine etwas andere Konsistenz als Weizennudeln, sind aber eine tolle glutenfreie Option.
2. Maisnudeln: Maisnudeln sind eine weitere glutenfreie Alternative zu Nudeln. Es hat einen leicht süßlichen Geschmack und eine Textur, die Weizenteig ähnelt.
3. Quinoa-Nudeln: Quinoa-Nudeln werden aus Quinoamehl hergestellt, einem glutenfreien Getreide mit hohem Proteingehalt. Es ist eine nahrhafte und köstliche Wahl für glutenfreie Pasta.
4. Buchweizennudeln: Buchweizennudeln werden aus Buchweizenmehl, einem glutenfreien Getreide, hergestellt. Sie hat einen leicht erdigen Geschmack und eine etwas andere Textur als Weizennudeln.
5. Hülsenfruchtnudeln: Es gibt auch Nudeln aus Hülsenfruchtmehl wie Kichererbsen, Linsen oder Bohnen. Diese Nudeln sind reich an Proteinen und haben einen unverwechselbaren Geschmack, der gut zu einer Vielzahl von Saucen und Dressings passt.
6. Zucchini- oder Kürbisspaghetti: Eine glutenfreie und kalorienarme Alternative zu Nudeln sind Zucchini- oder Kürbisspaghetti. Sie können einen Spiralschneider

verwenden oder diese Fertigprodukte kaufen, um Nudeln in Ihren Rezepten zu ersetzen.

7. Kelp-Nudeln: Kelp-Nudeln werden aus Seetang-Algen hergestellt und sind eine glutenfreie und kalorienarme Alternative zu herkömmlichen Nudeln. Sie haben eine leicht knusprige Konsistenz und können in verschiedenen Rezepten verwendet werden.

8. Blumenkohlreis: Blumenkohlreis ist ein glutenfreier Ersatz für herkömmlichen Reis. Sie können rohen Blumenkohl hacken oder fertigen Blumenkohlreis kaufen, um ihn als Basis für Ihre Nudelgerichte zu verwenden.

Befolgen Sie beim Kochen glutenfreier Nudeln die Packungsanweisungen und achten Sie auf die Garzeiten, da einige glutenfreie Nudeln möglicherweise andere Garzeiten erfordern als Weizennudeln.

Experimentieren Sie mit diesen glutenfreien Alternativen und finden Sie diejenigen, die Ihnen am besten schmecken, um köstliche Nudelgerichte zu kreieren, die für Ihre glutenfreie Ernährung geeignet sind.

Glutenfreie Snacks und Desserts

Es gibt viele glutenfreie Snack- und Dessertoptionen, die auch diejenigen genießen können, die sich glutenfrei ernähren.

Hier einige Ideen für köstliche glutenfreie Snacks und Desserts:

Glutenfreie Snacks:

1. Frische Früchte: Früchte wie Äpfel, Bananen, Orangen, Birnen, Erdbeeren und Weintrauben sind köstliche und von Natur aus glutenfreie Snacks.
2. Frisches Gemüse: Snacks wie Babykarotten, Paprika, Gurken und Kirschtomaten sind gesunde, glutenfreie Optionen.
3. Nüsse und Samen: Nüsse, Mandeln, Haselnüsse, Sonnenblumenkerne, Kürbiskerne und andere Nüsse und Samen sind glutenfreie Energiesnacks.
4. Glutenfreier Joghurt: Wählen Sie Naturjoghurt oder aromatisierten glutenfreien Joghurt für einen proteinreichen und gesunden Snack.
5. Maischips oder Reischips: Entscheiden Sie sich für glutenfreie Mais- oder Reischips, um das Verlangen nach einem knusprigen Snack zu stillen.
6. Popcorn: Rein natürliches Popcorn ohne Topping ist eine tolle glutenfreie Option für einen leckeren Snack.
7. Glutenfreie Müsliriegel: Es gibt mehrere glutenfreie Müsliriegel, die in Reformhäusern oder in den glutenfreien Abteilungen von Supermärkten erhältlich sind.
8. Glutenfreie Cracker: Wählen Sie glutenfreie Cracker als Snack, den Sie mit Dips, Käse oder Hummus genießen können.

Glutenfreie Desserts:

1. Glutenfreie Kekse: Es gibt zahlreiche glutenfreie Kekse, wie zum Beispiel Reiskekse, Maiskekse, Mandelkekse und andere.
2. Glutenfreie Kuchen und Gebäck: Es gibt verschiedene Optionen für glutenfreie Kuchen und Gebäck, wie zum Beispiel Reiskuchen, Mandelkuchen, Brownies und mehr.
3. Glutenfreie Donuts und Muffins: Es gibt verschiedene glutenfreie Donuts und Muffins, perfekt für ein leckeres Frühstück oder einen Snack.
4. Glutenfreies Eis: Entscheiden Sie sich für glutenfreies Eis und genießen Sie sorgenfrei eine köstliche Süße.
5. Glutenfreie Schokolade: Die meisten reinen Schokoladen sind glutenfrei. Lesen Sie die Etiketten jedoch immer sorgfältig durch, um sie auf mögliche Verunreinigungen zu prüfen.
6. Glutenfreie Obstkuchen: Machen Sie Obstkuchen mit glutenfreiem Boden für ein frisches, aromatisches Dessert.
7. Glutenfreie Panna Cotta: Bereiten Sie eine glutenfreie Panna Cotta mit Milch, Sahne, Zucker und Gelatine zu, angereichert mit frischem Obst.

Denken Sie bei der Auswahl glutenfreier Snacks und Süßigkeiten immer daran, die Lebensmitteletiketten zu überprüfen und auf Kreuzkontaminationen zu achten. Entdecken Sie die verschiedenen verfügbaren Optionen und probieren Sie neue Rezepte aus, um Ihre Lieblingssnacks und -desserts zu entdecken, die Ihrem Geschmack und Ihren Ernährungsbedürfnissen entsprechen.

Glutenfreie Getränke

Es gibt eine Reihe glutenfreier Getränke, die für Menschen, die sich glutenfrei ernähren, unbedenklich sind.

Hier sind einige der gängigsten glutenfreien Getränke:

1. Wasser: Wasser ist von Natur aus glutenfrei und das gesündeste und sicherste Getränk für Menschen, die sich glutenfrei ernähren.
2. Frucht- und Gemüsegetränke: Frische Obst- und Gemüsesäfte sind glutenfrei, sofern sie nicht mit glutenhaltigen Zutaten verunreinigt sind.
3. Milch und Milchprodukte: Kuhmilch, Mandelmilch, Kokosmilch, Sojamilch, Reismilch und andere Milchalternativen sind im Allgemeinen glutenfrei. Überprüfen Sie jedoch immer die Zutatenetiketten, um sicherzustellen, dass keine Verunreinigungen vorliegen.
4. Tee und Kaffee: Reiner Tee und Kaffee sind glutenfrei. Einige aromatisierte Tee- oder Kaffeemischungen können jedoch Zutaten mit Gluten enthalten. Lesen Sie daher die Etiketten sorgfältig durch.
5. Erfrischungsgetränke: Erfrischungsgetränke wie Cola, Orangenlimonade, Limonade und andere Limonaden sind in der Regel glutenfrei. Überprüfen Sie noch einmal die Zutatenetiketten, um sicherzugehen.
6. Glutenfreie Sport- und Energiegetränke: Einige Sport- und Energiegetränke sind zwar glutenfrei, es ist jedoch wichtig, die Etiketten zu lesen, um sicherzustellen, dass sie kein Gluten oder Schadstoffe enthalten.
7. Glutenfreie alkoholische Getränke: Es gibt verschiedene glutenfreie alkoholische Getränkeoptionen, wie z. B. glutenfreies Bier, Wein, Champagner und reine

Spirituosen wie Wodka, Gin und Rum. Einige Spirituosenarten können jedoch Gluten enthalten oder bei der Herstellung kontaminiert werden. Überprüfen Sie daher immer das Etikett oder fragen Sie den Hersteller nach Informationen.

8. Smoothies: Smoothies aus glutenfreiem Obst, Gemüse und Milchprodukten sind eine tolle Option für ein gesundes und leckeres Getränk.

9. Pflanzliche Getränke: Pflanzliche Getränke wie Mandelmilch, Kokosmilch und Sojamilch können als Alternativen zu Kuhmilch verwendet werden.

Wie immer ist es wichtig, die Zutatenetiketten sorgfältig zu lesen, um sicherzustellen, dass Getränke glutenfrei sind. Wenn Sie sich bei einem bestimmten Getränk nicht sicher sind, wenden Sie sich an den Hersteller oder einen Arzt, um weitere Informationen zur Eignung für Ihre glutenfreie Ernährung zu erhalten.

GLUTENFREIE ERNÄHRUNG UND GESUNDHEIT

Gesundheitliche Vorteile der glutenfreien Ernährung

Die glutenfreie Ernährung ist für Menschen mit Zöliakie, Glutenunverträglichkeit oder Glutenunverträglichkeit ohne Zöliakie unerlässlich und vorteilhaft. Für diese Menschen ist die Eliminierung von Gluten aus ihrer Ernährung notwendig, um unangenehmen Symptomen und gesundheitlichen Problemen vorzubeugen.

Für diejenigen, die nicht an diesen besonderen Erkrankungen leiden, gibt es jedoch nicht genügend wissenschaftliche Beweise für die gesundheitlichen Vorteile einer glutenfreien Ernährung. In Wirklichkeit könnte der Verzicht auf Gluten aus Ihrer Ernährung ohne triftigen medizinischen Grund einige Nachteile mit sich bringen.

Hier sind einige wichtige Punkte, die Sie beachten sollten:

1. Vorteile bei Zöliakie, Glutenunverträglichkeit und Glutenunverträglichkeit ohne Zöliakie: Für Menschen mit Zöliakie, Glutenunverträglichkeit oder Glutenunverträglichkeit kann eine glutenfreie Ernährung ihre Lebensqualität erheblich verbessern. Durch den Verzicht auf Gluten werden schmerzhafte Magen-Darm-Beschwerden, Nährstoffmängel und Darmschäden verhindert.

2. Keine Vorteile für Menschen ohne Glutenprobleme: Es gibt keine soliden wissenschaftlichen Beweise dafür, dass eine glutenfreie Ernährung erhebliche gesundheitliche Vorteile für Menschen ohne Glutenprobleme hat. Tatsächlich kann die Eliminierung von Gluten aus Ihrer Ernährung zu einer geringeren Aufnahme von Ballaststoffen, Vitaminen und Mineralstoffen führen,

sofern keine nährstoffreichen Alternativen sorgfältig ausgewählt werden.

3. Risiko von Nährstoffmängeln: Eine glutenfreie Ernährung kann dazu führen, dass Sie weniger wichtige Nährstoffe wie Ballaststoffe, Eisen, Kalzium, Vitamin D, B-Vitamine und andere Nährstoffe in glutenhaltigem Getreide zu sich nehmen.

4. Kosten und diätetische Einschränkungen: Glutenfreie Lebensmittel können oft teurer sein und eine geringere Auswahl haben als glutenhaltige Lebensmittel. Dies kann es schwieriger machen, sich ausgewogen und erschwinglich zu ernähren.

5. Risiko einer Kreuzkontamination: Bei einer glutenfreien Ernährung muss ständig auf Kreuzkontaminationen geachtet werden, da bereits geringe Mengen Gluten bei Zöliakie-Betroffenen oder Glutenunverträglichkeiten zu Problemen führen können.

Zusammenfassend lässt sich sagen, dass die glutenfreie Ernährung für Menschen mit Zöliakie, Glutenunverträglichkeit oder Glutenunverträglichkeit ohne Zöliakie unerlässlich und vorteilhaft ist.

Für Menschen ohne diese Erkrankungen kann eine ausgewogene und abwechslungsreiche Ernährung, einschließlich glutenhaltiger Körner wie Weizen, Roggen und Gerste, ausreichend und gesundheitsfördernd sein.

Bevor Sie wesentliche Ernährungsumstellungen vornehmen, ist es immer ratsam, einen Arzt oder einen qualifizierten Ernährungsberater zu konsultieren, um Ihre spezifischen Ernährungsbedürfnisse zu ermitteln.

Warum die glutenfreie Ernährung für Zöliakiekranke und glutenempfindliche Menschen wichtig ist

Eine glutenfreie Ernährung ist für Menschen mit Zöliakie und Glutenunverträglichkeit von größter Bedeutung, da diese Erkrankungen zu unerwünschten Reaktionen auf die Glutenaufnahme führen können.

Deshalb ist die glutenfreie Ernährung für diese Menschen unerlässlich:

1. Zöliakie: Zöliakie ist eine Autoimmunerkrankung, bei der der Verzehr von Gluten eine Immunreaktion auslöst, die die Wände des Dünndarms schädigt. Diese Schäden verhindern, dass der Darm Nährstoffe aus der aufgenommenen Nahrung richtig aufnimmt, was zu Nährstoffmangel und Magen-Darm-Symptomen wie Durchfall, Blähungen, Bauchschmerzen, Müdigkeit und Gewichtsverlust führt. Durch den Verzicht auf Gluten aus der Ernährung können Menschen mit Zöliakie Darmschäden vorbeugen und ihre allgemeine Gesundheit verbessern.

2. Nicht-zöliakiebedingte Glutenunverträglichkeit: Nicht-zöliakiebedingte Glutenunverträglichkeit ist eine Erkrankung, bei der Menschen nach dem Verzehr von Gluten Symptome entwickeln, die denen einer Zöliakie ähneln, jedoch ohne die typischen Anzeichen einer Darmschädigung. Zu den Symptomen können Kopfschmerzen, Gelenkschmerzen, Müdigkeit, Blähungen und Magen-Darm-Probleme gehören. Obwohl es nicht wie bei einer Zöliakie zu einer Schädigung des Darms kommt, kann der Verzicht auf Gluten aus der Ernährung

dazu beitragen, diese Symptome zu reduzieren oder zu beseitigen.

3. Vorbeugung von Langzeitkomplikationen: Bei Menschen mit Zöliakie kann der fortgesetzte Verzehr von Gluten zu schwerwiegenden Langzeitkomplikationen wie Osteoporose, Anämie, Unfruchtbarkeit, neurologischen Problemen und einem erhöhten Risiko für einige Autoimmunerkrankungen und Darmkrebs führen. Eine glutenfreie Ernährung hilft, diese Komplikationen zu verhindern und eine gute allgemeine Gesundheit zu erhalten.

4. Kreuzkontamination: Menschen mit Zöliakie oder Glutenunverträglichkeit müssen äußerst vorsichtig sein, was eine Kreuzkontamination mit Gluten angeht. Bereits geringe Mengen Gluten, beispielsweise aus verunreinigten Utensilien oder Oberflächen, können eine Reaktion auslösen. Die glutenfreie Ernährung ist die einzige Möglichkeit, eine Ansteckung zu vermeiden und sicherzustellen, dass bei der Zöliakie- oder glutenempfindlichen Person keine unerwünschten Symptome auftreten.

Zusammenfassend lässt sich sagen, dass die glutenfreie Ernährung für Menschen mit Zöliakie und Glutenunverträglichkeit von entscheidender Bedeutung ist, um unangenehmen Symptomen, Darmschäden und langfristigen Komplikationen vorzubeugen. Die Eliminierung von Gluten aus der Ernährung ist die einzige Möglichkeit, diese Erkrankungen effektiv zu behandeln und die Lebensqualität der betroffenen Menschen zu verbessern.

Mögliche Risiken und Probleme im Zusammenhang mit der glutenfreien Ernährung

Während die glutenfreie Diät für Menschen mit Zöliakie, Glutensensitivität und Glutenunverträglichkeit unerlässlich und vorteilhaft ist, sind mit dieser Diät einige mögliche Risiken und Probleme verbunden, insbesondere wenn sie von Menschen befolgt wird, die keinen wirklichen medizinischen Bedarf haben.

Hier sind einige dieser Risiken:

1. Nährstoffmängel: Der Verzicht auf Gluten aus Ihrer Ernährung kann zu Nährstoffmängeln führen, da viele glutenhaltige Lebensmittel auf Getreidebasis eine wichtige Quelle für Ballaststoffe, Vitamine und Mineralien sind. Ohne die richtige Planung kann es bei einer glutenfreien Ernährung zu einem Mangel an Nährstoffen wie Eisen, Kalzium, Vitamin D, B-Vitaminen und Ballaststoffen kommen.

2. Gewichtszunahme: In manchen Fällen kann der Verzicht auf Gluten zu einer Gewichtszunahme führen. Dies kann passieren, wenn Sie große Mengen glutenfreier Lebensmittel zu sich nehmen, die viel Zucker, gesättigte Fettsäuren oder Kalorien enthalten, wie zum Beispiel glutenfreie Backwaren und verpackte Snacks.

3. Hohe Kosten: Glutenfreie Lebensmittel können oft teurer sein als glutenhaltige Lebensmittel. Dies kann für diejenigen, die sich glutenfrei ernähren, eine finanzielle Belastung darstellen, insbesondere wenn es viele verpackte glutenfreie Optionen gibt.

4. Einschränkungen bei der Lebensmittelauswahl: Eine glutenfreie Diät kann einschränkender sein als eine Diät mit glutenhaltigen Lebensmitteln. Dies kann es

schwieriger machen, auswärts zu essen oder schnelle, bequeme Optionen zu finden.

5. Sich sozial ausgegrenzt fühlen: Bei gesellschaftlichen Anlässen wie Partys oder Abendessen, bei denen die glutenfreien Optionen möglicherweise begrenzt sind, kann es schwierig sein, sich glutenfrei zu ernähren.

6. Risiko einer Kreuzkontamination: Menschen mit Zöliakie oder Glutenunverträglichkeit sollten sehr vorsichtig sein, was eine Kreuzkontamination mit Gluten angeht. Dies kann beim Zubereiten oder Kochen von Speisen, in Restaurants oder in der Familie passieren und zu unerwünschten Symptomen führen.

7. Weniger Ballaststoffe: Einige glutenfreie Mehle und Lebensmittel enthalten möglicherweise weniger Ballaststoffe als ihre glutenhaltigen Gegenstücke, was die Verdauungsgesundheit beeinträchtigen kann.

Es ist wichtig zu beachten, dass die glutenfreie Ernährung nur für Menschen mit Zöliakie, Glutenunverträglichkeit oder Glutenunverträglichkeit notwendig ist.

Für Menschen ohne diese Erkrankungen kann der Verzicht auf Gluten aus der Ernährung ohne tatsächliche medizinische Notwendigkeit zu ernährungsbedingten Risiken und Nachteilen führen.

Bevor Sie wesentliche Ernährungsumstellungen vornehmen, ist es immer ratsam, einen Arzt oder einen qualifizierten Ernährungsberater zu konsultieren, um Ihre spezifischen Ernährungsbedürfnisse zu ermitteln.

Tipps für eine ausgewogene glutenfreie Ernährung

Eine ausgewogene glutenfreie Ernährung ist der Schlüssel, um sicherzustellen, dass Sie alle für Ihr allgemeines Wohlbefinden wichtigen Nährstoffe erhalten.

Hier sind einige Tipps, die Ihnen dabei helfen, eine ausgewogene glutenfreie Ernährung aufrechtzuerhalten:

1. Wählen Sie natürlich glutenfreie Lebensmittel: Die Basis Ihrer glutenfreien Ernährung sollte aus natürlich glutenfreien Lebensmitteln wie Obst, Gemüse, magerem Fleisch, Fisch, Eiern, Hülsenfrüchten, Milchprodukten, Reis, Mais und Quinoa bestehen.

2. Besorgen Sie sich eine Vielfalt an Nährstoffen: Versuchen Sie, Ihre Ernährung zu variieren, indem Sie eine Reihe glutenfreier Lebensmittel zu sich nehmen, um alle wichtigen Nährstoffe zu erhalten. Dazu gehören beispielsweise Obst und Gemüse in verschiedenen Farben, mageres Fleisch, Fisch und proteinreiche pflanzliche Alternativen sowie Quellen für gesunde Fette wie Nüsse und Samen.

3. Seien Sie vorsichtig mit Kohlenhydratquellen: Glutenfreie Mehle können raffinierter und weniger nahrhaft sein als glutenhaltige Mehle. Versuchen Sie, vollwertige und weniger raffinierte Kohlenhydratquellen wie braunen Reis, Quinoa, Buchweizen und Süßkartoffeln einzubeziehen.

4. Lesen Sie die Etiketten sorgfältig durch: Lesen Sie beim Kauf verpackter Lebensmittel die Etiketten sorgfältig durch, um zu prüfen, ob Gluten oder eine mögliche Kontamination vorhanden ist. Suchen Sie nach Produkten mit der ausdrücklichen Kennzeichnung „Glutenfrei“.

5. Lebensmittel durch Gluten ersetzen: Finden Sie glutenfreie Ersatzprodukte für Ihre Lieblingsspeisen. Verwenden Sie beispielsweise Reis- oder Maisnudeln, glutenfreies Brot oder Maisbrot und glutenfreie Mehle für die Zubereitung von Desserts und Backwaren.

6. Ballaststoffquellen einbeziehen: Um eine gute Verdauung zu gewährleisten, achten Sie darauf, glutenfreie, ballaststoffreiche Lebensmittel wie glutenfreies Gemüse, Obst, Hülsenfrüchte, Chiasamen und Vollkornmehl zu sich zu nehmen.

7. Vermeiden Sie stark verarbeitete Lebensmittel: Reduzieren Sie die Aufnahme stark verarbeiteter Lebensmittel mit hohem Zuckerzusatz, gesättigten Fettsäuren und Salz. Entscheiden Sie sich stattdessen für frische, unverarbeitete Lebensmittel.

8. Kontrollieren Sie Ihre Portionen: Die Kontrolle Ihrer Portionen ist wichtig, um überschüssige Kalorien zu vermeiden und ein gesundes Gewicht zu halten.

9. Flüssigkeitszufuhr: Trinken Sie den ganzen Tag über ausreichend Wasser, um eine gute Flüssigkeitszufuhr zu gewährleisten und die ordnungsgemäße Funktion Ihres Körpers zu unterstützen.

10. Mahlzeiten planen: Planen Sie Mahlzeiten im Voraus, um sicherzustellen, dass Sie glutenfreie Zutaten zur Hand haben und nicht der Versuchung glutenhaltiger Lebensmittel erliegen.

11. Sprechen Sie mit einer medizinischen Fachkraft: Wenn Sie Schwierigkeiten haben, eine ausgewogene glutenfreie Ernährung einzuhalten, oder spezifische Beratung benötigen, konsultieren Sie einen Ernährungsberater oder einen Arzt, der auf die Behandlung von Zöliakie oder Glutenunverträglichkeit spezialisiert ist.

Denken Sie immer daran, auf Ihren Körper zu hören und sich Ihrer individuellen Bedürfnisse bewusst zu sein. Eine ausgewogene glutenfreie Ernährung kann mit ein wenig Planung und Kreativität bei der Essenszubereitung köstlich und nahrhaft sein.

LEBEN SIE EINEN GLUTENFREIEN LEBENSSTIL

Soziale Situationen meistern und glutenfrei reisen

Sich in sozialen Situationen zurechtzufinden und glutenfrei zu reisen, kann eine Herausforderung sein, aber mit etwas Vorbereitung und Wissen ist es definitiv zu bewältigen.

Hier sind einige Tipps:

1. Informieren Sie sich: Finden Sie heraus, welche glutenhaltigen Lebensmittel und Zutaten Sie meiden sollten. Gluten kommt häufig in Weizen, Gerste, Roggen und deren Derivaten vor.

2. Planen Sie im Voraus: Wenn Sie an einer Tagung oder einer gesellschaftlichen Veranstaltung teilnehmen, wenden Sie sich bitte im Voraus an den Veranstalter, um Ihre Ernährungsbedürfnisse zu besprechen. Sie können auch Ihr eigenes glutenfreies Gericht zum Teilen mitbringen.

3. Wählen Sie glutenfreie Restaurants: Informieren Sie sich vor Reiseantritt über glutenfreie Optionen in der Gegend, die Sie besuchen werden. In vielen Städten gibt es mittlerweile Restaurants, die glutenfreie Ernährung anbieten.

4. Packen Sie glutenfreie Snacks ein: Packen Sie auf Reisen glutenfreie Snacks wie Nüsse, Obst oder glutenfreie Müsliriegel ein, damit Sie kein Hungergefühl verspüren.

5. Lernen Sie grundlegende Sätze in der Landessprache: Wenn Sie ins Ausland reisen, lernen Sie Sätze wie „glutenfrei" oder „Ich kann kein Gluten essen" in der Landessprache, um Ihre Ernährungsbedürfnisse zu kommunizieren.

6. Fluggesellschaften und Hotels informieren: Informieren Sie Fluggesellschaften und Hotels bei der Buchung von

Flügen oder Unterkünften über Ihre glutenfreie Ernährung. Möglicherweise können sie glutenfreie Mahlzeiten oder Snacks anbieten.

7. Seien Sie vorsichtig bei Kreuzkontaminationen: Seien Sie sich in Restaurants oder bei gesellschaftlichen Veranstaltungen der Kreuzkontaminationsrisiken bewusst. Glutenfreie Lebensmittel müssen getrennt von glutenhaltigen Lebensmitteln zubereitet werden.

8. Packung mit glutenfreien Mittagskarten: Wenn Sie an Zöliakie oder schwerer Glutenunverträglichkeit leiden, sollten Sie glutenfreie Mittagskarten mitbringen, auf denen Ihre Ernährungseinschränkungen in der Landessprache erläutert werden.

9. Bleiben Sie positiv und flexibel: Seien Sie auf unerwartete Herausforderungen vorbereitet und versuchen Sie, positiv zu bleiben. Konzentrieren Sie sich darauf, das Erlebnis zu genießen, anstatt sich mit Lebensmittelbeschränkungen herumzuschlagen.

10. Lassen Sie sich vor Ort beraten: Wenn Sie sich über glutenfreie Optionen an einem neuen Ort nicht sicher sind, fragen Sie Einheimische oder andere Reisende nach Empfehlungen.

Denken Sie daran, dass Sie mit der richtigen Planung und dem richtigen Bewusstsein soziale Kontakte genießen und reisen können, während Sie sich gleichzeitig glutenfrei ernähren.

Verwalten Sie Gluten zu Hause und teilen Sie den Raum mit denen, die nicht an Zöliakie leiden

Der Umgang mit Gluten zu Hause und das Teilen des Raums mit Nicht-Zöliakie-Betroffenen kann ein heikles Gleichgewicht sein, aber es kann sicher und effizient durchgeführt werden.

Hier sind einige Tipps, um mit der Situation umzugehen:

1. Küchenorganisation: Glutenhaltige und glutenfreie Lebensmittel getrennt aufbewahren und gut kennzeichnen. Verwenden Sie nach Möglichkeit unterschiedliche Regale oder Schränke, um eine Kreuzkontamination zu vermeiden.

2. Spezielle Küchengeräte: Verwenden Sie separate Küchenutensilien, Toaster, Schneidebretter und Pfannen, um glutenfreie Speisen zuzubereiten und zu kochen. Vermeiden Sie die Verwendung der gleichen Utensilien für glutenhaltige und glutenfreie Lebensmittel.

3. Glutenbereich: Wenn möglich, reservieren Sie einen bestimmten Bereich in der Küche für die Zubereitung glutenhaltiger Lebensmittel. Dadurch wird das Risiko einer Kontamination in der gesamten Küche verringert.

4. Überprüfen Sie die Etiketten: Lesen Sie die Lebensmitteletiketten sorgfältig durch, um eventuelle Spuren von Gluten festzustellen. Viele Lebensmittel können verstecktes Gluten enthalten.

5. Vermeiden Sie Kreuzkontaminationen: Waschen Sie nach dem Umgang mit glutenhaltigen Lebensmitteln Hände, Utensilien und Oberflächen gründlich, um die Übertragung von Verunreinigungen zu vermeiden.

6. Offene Kommunikation: Sprechen Sie offen mit Nicht-Zöliakie-Mitbewohnern oder Familienmitgliedern über

Ihre glutenfreie Ernährung und erklären Sie ihnen, wie wichtig es ist, Lebensmittel getrennt aufzubewahren, um Kontaminationen zu vermeiden.

7. Informieren Sie andere: Informieren Sie Mitbewohner oder Familienmitglieder über Zöliakie und die Risiken einer Kreuzkontamination. Je besser sie informiert sind, desto besser können sie Ihren Bedarf an Vorsichtsmaßnahmen verstehen.

8. Snacks und gemeinsame Lebensmittel: Entscheiden Sie sich für glutenfreie Snacks und gemeinsame Lebensmittel, um Verwechslungen und mögliche Kontaminationen zu vermeiden.

9. Küchenarbeitsplatten reinigen: Reinigen Sie Küchenarbeitsflächen und Geräte nach dem Kochen mit Gluten gründlich, um das Risiko einer Kontamination zu verringern.

10. Bleiben Sie flexibel: Zöliakie in einer Wohngemeinschaft zu haben, erfordert Flexibilität und Verständnis. Seien Sie geduldig und offen für den Dialog mit Mitbewohnern oder Familienmitgliedern, um ein harmonisches Wohnumfeld zu schaffen.

Wenn Sie diese Tipps befolgen und die Kommunikation offen halten, werden Sie in der Lage sein, mit Gluten in Ihrer Wohngemeinschaft auf sichere und respektvolle Weise für alle Mitbewohner umzugehen.

Glutenfreie Restaurants und Essen außer Haus

Die Suche nach glutenfreien Restaurants und Essensmöglichkeiten ist in den letzten Jahren einfacher geworden, da immer mehr Betriebe Gerichte anbieten, die auf die Bedürfnisse von Menschen mit Zöliakie oder Glutenunverträglichkeit zugeschnitten sind.

Hier sind einige Tipps, wie Sie glutenfreie Restaurants finden und auswärts essen können:

1. Online suchen: Nutzen Sie Suchmaschinen oder bestimmte Apps, um Restaurants in Ihrer Nähe zu finden, die glutenfreie Optionen anbieten. Zu den beliebten Apps gehören „Find Me Gluten Free" und „Gluten Free Registry".
2. Online-Speisekarte: Bevor Sie ein Restaurant aufsuchen, schauen Sie in der Online-Speisekarte nach, ob dort glutenfreie Optionen angeboten werden oder ob sie bereit sind, individuelle Gerichte zuzubereiten.
3. Fragen Sie nach Empfehlungen: Fragen Sie Familie, Freunde oder Online-Gruppen von Menschen mit Zöliakie nach Restaurantempfehlungen mit einer großen Auswahl an glutenfreien Gerichten.
4. Kommunizieren Sie mit dem Personal: Wenn Sie im Restaurant ankommen, informieren Sie das Personal über Ihren Wunsch nach einer glutenfreien Ernährung. Fragen Sie, ob einige Gerichte angepasst werden können oder ob es ein glutenfreies Menü gibt.
5. Auswahl an Küchen: Einige Küchen wie die japanische (Sushi), die mexikanische (glutenfreie Tacos und Fajitas), die indische (viele glutenfreie Speisenoptionen) oder die

mediterrane (glutenfreie Salate und Kebabs) bieten möglicherweise mehr glutenfreie Auswahl als andere.

6. Vermeiden Sie gemeinsames Braten: Vermeiden Sie Restaurants, in denen häufig Braten verwendet wird und in denen glutenfreie Lebensmittel mit glutenhaltigen Lebensmitteln gekreuzt werden könnten.

7. Streetfood: Suchen Sie nach Streetfood wie frischem Obst, Kartoffelchips oder geröstetem Mais, die oft von Natur aus glutenfrei sind.

8. Glutenfrei zertifizierte Restaurants: Einige Restaurants erhalten die Zertifizierung „Gluten-Free Restaurant Program", um nachzuweisen, dass sie strenge Maßnahmen ergriffen haben, um ein sicheres glutenfreies Erlebnis zu gewährleisten.

9. Hotels mit Küchen: Wenn Sie auf Reisen sind, sollten Sie in Erwägung ziehen, in einem Hotel mit Küchen in den Zimmern oder Suiten zu übernachten, um Ihre eigenen glutenfreien Mahlzeiten zuzubereiten.

10. Ethnische Restaurants: Ethnische Restaurants bieten möglicherweise von Natur aus glutenfreie Gerichte wie japanisches Sushi, indische Currys oder chinesischen gebratenen Reis.

Mit ein wenig Recherche und Planung ist es möglich, glutenfreie Restaurants und Imbisse zu finden, die Ihren Bedürfnissen entsprechen und es Ihnen ermöglichen, sichere und köstliche Mahlzeiten zu genießen.

RATSCHLÄGE FÜR DEN ALLTAG

Wie man mit den emotionalen Herausforderungen der glutenfreien Ernährung umgeht

Die glutenfreie Ernährung kann emotionale Herausforderungen mit sich bringen, da sie erhebliche Veränderungen im Lebensstil und in der Gesellschaft mit sich bringt.

Hier sind einige Tipps zur Bewältigung dieser emotionalen Herausforderungen:

1. Akzeptieren und verstehen Sie Ihre Gefühle: Es ist normal, dass Sie sich zu Beginn einer glutenfreien Diät frustriert, traurig oder wütend fühlen. Akzeptieren Sie Ihre Gefühle und geben Sie sich Zeit, sich an die Veränderungen anzupassen.
2. Informieren Sie sich über Zöliakie: Wenn Sie Zöliakie verstehen und wissen, warum eine glutenfreie Ernährung für Ihre Gesundheit wichtig ist, können Sie die Ernährung als positiv für Ihr Wohlbefinden betrachten.
3. Suchen Sie Unterstützung: Finden Sie online oder vor Ort Selbsthilfegruppen von Menschen mit Zöliakie oder Glutenunverträglichkeit. Der Erfahrungsaustausch mit anderen Menschen, die vor den gleichen Herausforderungen stehen, kann sehr hilfreich sein.
4. Kommunizieren Sie mit anderen: Sprechen Sie offen mit Freunden und Familie über Ihre glutenfreie Ernährung und erklären Sie ihnen, wie wichtig es ist, Ihre Lebensmittelauswahl zu respektieren.
5. Bauen Sie ein Netzwerk vertrauenswürdiger Restaurants auf: Finden Sie Restaurants oder Einrichtungen, die glutenfreie Optionen anbieten, und befolgen Sie sichere Verfahren, um Kreuzkontaminationen zu vermeiden. Wenn Sie wissen, dass Sie sich auf vertrauenswürdige

Orte verlassen können, fühlen Sie sich beim Essen auswärts sicherer.

6. Nehmen Sie an entspannenden Aktivitäten teil: Finden Sie Möglichkeiten, sich zu entspannen und Stress abzubauen, z. B. Yoga zu praktizieren, zu meditieren oder Hobbys nachzugehen, die Ihnen Spaß machen.

7. Bereiten Sie Essen zu Hause zu: Lernen Sie, köstliche und nahrhafte glutenfreie Mahlzeiten zuzubereiten. Das Experimentieren in der Küche kann eine lohnende und unterhaltsame Aktivität sein.

8. Isolieren Sie sich nicht: Besuchen Sie gesellschaftliche Veranstaltungen und Aktivitäten mit Freunden, auch wenn Sie sich glutenfrei ernähren müssen. Sprechen Sie mit dem Restaurantpersonal, um nach glutenfreien Optionen zu fragen, oder bringen Sie bei Bedarf Ihr eigenes Essen mit.

9. Achten Sie auf die positive Seite: Konzentrieren Sie sich auf die positiven Aspekte Ihrer glutenfreien Ernährung, wie zum Beispiel eine verbesserte Gesundheit und ein allgemeines Wohlbefinden.

10. Suchen Sie professionelle Hilfe: Wenn emotionale Herausforderungen zu groß werden, zögern Sie nicht, die Unterstützung eines Psychologen oder Beraters in Anspruch zu nehmen, der auf die Behandlung von Essstörungen spezialisiert ist.

Denken Sie daran, dass die Bewältigung der emotionalen Herausforderungen einer glutenfreien Ernährung Zeit und Geduld erfordert. Mit der Zeit wird es einfacher und wird zu einer positiven Gewohnheit für Ihr Wohlbefinden.

Fitness und Bewegung in der glutenfreien Ernährung

Fitness und Bewegung sind wichtige Bestandteile eines gesunden Lebensstils, unabhängig von der Ernährung. Auch bei einer glutenfreien Ernährung ist die Aufrechterhaltung einer ausreichenden körperlichen Aktivität unerlässlich, um das allgemeine Wohlbefinden und die Gesundheit zu fördern.

Hier sind einige Tipps, wie Sie Fitness und Bewegung in Ihre glutenfreie Ernährung integrieren können:

1. Wählen Sie Aktivitäten, die Ihnen Spaß machen: Finden Sie Bewegungsformen, die Ihnen Spaß machen und die Sie motivieren, weiterzumachen. Das kann Tanzen, Yoga, Laufen, Schwimmen oder jede andere Aktivität sein, die Ihnen am Herzen liegt.
2. Erstellen Sie eine Routine: Legen Sie an Ihrem Tag oder Ihrer Woche regelmäßige Trainingszeiten fest. Durch die Schaffung einer Routine wird körperliche Aktivität zu einem natürlichen Teil Ihres Lebens.
3. Wählen Sie Übungen, die Sie überall machen können: Wenn Sie häufig reisen oder einen vollen Terminkalender haben, entscheiden Sie sich für Übungen, die Sie überall machen können, wie Liegestütze, Sit-ups, Kniebeugen oder hochintensive Trainingseinheiten (HIIT).
4. Trainieren Sie sowohl Kraft als auch Ausdauer: Ein ausgewogenes Fitnessprogramm sollte sowohl Kraft- (wie Gewichte) als auch Widerstandsübungen (wie Cardio) umfassen, um Ihre allgemeine Gesundheit zu verbessern.
5. Packen Sie Snacks nach dem Training ein: Stellen Sie nach dem Training sicher, dass Sie glutenfreie Snacks zur Hand haben, die Ihren Körper nähren und die Muskelregeneration unterstützen.

6. Trinken Sie viel Wasser: Während des Trainings ist es wichtig, ausreichend Flüssigkeit zu sich zu nehmen. Stellen Sie sicher, dass Sie sowohl vor als auch nach dem Training viel Wasser trinken.

7. Essen Sie gesunde Kohlenhydrate: Stellen Sie sicher, dass Sie gesunde Kohlenhydrate in Ihre glutenfreie Ernährung aufnehmen, um während des Trainings Energie zu liefern.

8. Verfolgen Sie Ihren Fortschritt: Verfolgen Sie Ihre körperlichen Aktivitäten und Fortschritte, um Ergebnisse zu sehen und motiviert zu bleiben.

9. Konsultieren Sie einen Profi: Wenn Sie zum ersten Mal Sport treiben oder unter Vorerkrankungen leiden, konsultieren Sie einen Fitnessprofi oder Arzt, um ein Programm zu planen, das für Sie sicher und richtig ist.

Denken Sie immer daran, auf Ihren Körper zu hören und sicher zu trainieren. Mit einer Kombination aus einer ausgewogenen glutenfreien Ernährung und Bewegung können Sie eine allgemeine Verbesserung Ihres körperlichen und geistigen Wohlbefindens erreichen.

Tipps für das allgemeine Wohlbefinden ohne Gluten

Hier sind einige Tipps zur Aufrechterhaltung des allgemeinen Wohlbefindens bei einer glutenfreien Ernährung:

1. Ausgewogene Ernährung: Stellen Sie sicher, dass Sie sich ausgewogen ernähren und eine Vielzahl glutenfreier Lebensmittel wie Obst, Gemüse, mageres Fleisch, Fisch, Eier, Hülsenfrüchte, glutenfreie Milchprodukte, Reis, Mais, Quinoa und anderes Gluten enthalten -freies Getreide.
2. Etiketten lesen: Achten Sie auf Lebensmitteletiketten und achten Sie auf glutenfreie oder zertifiziert glutenfreie Produkte.
3. Kluge Auswahl an Snacks: Entscheiden Sie sich für glutenfreie Snacks wie frisches Obst, geschnittenes Gemüse, Nüsse oder Samen anstelle von Optionen mit hohem Fett- und Zuckergehalt.
4. Trinken Sie viel Wasser: Halten Sie sich ausreichend mit Flüssigkeit versorgt, indem Sie den ganzen Tag über reichlich Wasser trinken. Wasser hilft, den Körper gesund zu halten und unterstützt die Verdauung.
5. Vermeiden Sie Junk Food: Minimieren Sie den Verzehr von Junk Food oder verarbeiteten Lebensmitteln, die einen hohen Gehalt an verstecktem Gluten enthalten und ungesund sein können.
6. Achten Sie auf Ihren Darm: Da Zöliakie Ihren Darm schädigen kann, achten Sie auf Ihr Verdauungssystem, indem Sie sich ausgewogen ernähren und Probiotika und ballaststoffreiche Lebensmittel in Ihre Ernährung aufnehmen.
7. Regelmäßige körperliche Aktivität: Behalten Sie einen aktiven Lebensstil mit regelmäßiger Bewegung bei.

Finden Sie eine Aktivität, die Ihnen Spaß macht und die Sie regelmäßig ausführen können.

8. Stress reduzieren: Finden Sie Möglichkeiten, Stress abzubauen, indem Sie beispielsweise Yoga praktizieren, meditieren, draußen spazieren gehen oder Hobbys nachgehen, die Ihnen Spaß machen.

9. Ruhe und Schlaf: Stellen Sie sicher, dass Sie ausreichend und von guter Schlafqualität sind, denn Ruhe ist für das allgemeine Wohlbefinden unerlässlich.

10. Soziale Unterstützung: Teilen Sie Ihre Erfahrungen mit Freunden, Familie oder Online-Selbsthilfegruppen von Menschen mit Zöliakie oder Glutenunverträglichkeit. Die Unterstützung und das Verständnis anderer Menschen können sehr hilfreich sein.

11. Regelmäßige ärztliche Untersuchungen: Planen Sie regelmäßige ärztliche Untersuchungen ein, um Ihren Gesundheitszustand zu überwachen und mit Ihrem Arzt über etwaige Bedenken zu sprechen.

Wenn Sie diese Tipps befolgen und einen gesunden, aktiven Lebensstil pflegen, können Sie Ihr allgemeines Wohlbefinden fördern, während Sie sich glutenfrei ernähren.

REZEPTE FÜR VORSPEISEN

Mozzarella- und Kirschtomatenspieße

Zutaten:

- 200 g frischer Mozzarella;
- 200 g Kirschtomaten;
- Frische Basilikumblätter;
- 2 Löffel natives Olivenöl extra;
- Salz und Pfeffer;
- 4 Picks für die Spieße.

Vorbereitung:

Bereiten Sie die Zutaten vor: Schneiden Sie den frischen Mozzarella in gleich große Würfel und waschen Sie die Kirschtomaten.

Stecken Sie die Spieße zusammen: Nehmen Sie einen Zahnstocher oder einen kurzen Spieß und fädeln Sie ihn abwechselnd mit einem Würfel Mozzarella, einer Kirschtomate und einem Basilikumblatt ein. Wiederholen Sie den Vorgang, bis Ihnen die Zutaten ausgehen.

Würzen Sie die Spieße: Ordnen Sie die Spieße auf einem Servierteller an und würzen Sie sie mit einem Schuss nativem Olivenöl extra. Nach Geschmack eine leichte Prise Salz und Pfeffer hinzufügen.

Servieren und genießen: Die Mozzarella- und Kirschtomaten-Spieße sind servierfertig. Sie können pur oder mit einer Soße Ihrer Wahl, etwa einem leichten Pesto oder einer Balsamico-Essig-Reduktion, genossen werden.

Diese Spieße eignen sich perfekt als frische und leichte Vorspeise, ideal gerade in der wärmeren Jahreszeit. Sie sind eine tolle Option für Menschen, die sich glutenfrei ernähren, und eignen sich auch ideal zum Teilen mit Freunden oder der Familie bei einem Aperitif oder einem informellen Abendessen.

Bruschetta mit Kirschtomaten und Basilikum

Zutaten:

- 8 Scheiben glutenfreies Brot;
- 250 g reife Kirschtomaten;
- 1 Bund frisches Basilikum;
- 3 Löffel natives Olivenöl extra;
- Salz und Pfeffer.

Vorbereitung:

Bereiten Sie die Zutaten vor: Schneiden Sie das glutenfreie Brot in etwa 1 cm dicke Scheiben. Die Cherry- oder Datterini-Tomaten waschen und halbieren. Die Basilikumblätter waschen und trocknen.

Toasten Sie das Brot: Erhitzen Sie einen Grill oder eine beschichtete Pfanne bei mittlerer Hitze. Die Brotscheiben auf beiden Seiten mit etwas nativem Olivenöl extra bestreichen. Die Brotscheiben von beiden Seiten goldbraun rösten.

Knoblauch einreiben: Während das Brot noch warm ist, reiben Sie die Oberfläche leicht mit einer Knoblauchzehe auf beiden Seiten ein. Dadurch erhält das Brot einen dezenten Knoblauchgeschmack.

Stellen Sie die Bruschetta zusammen: Ordnen Sie die gerösteten Brotscheiben auf einem Servierteller an. Auf jede Scheibe ein paar Hälften Kirschtomaten oder Datterini-Tomaten legen. Geben Sie einige frische Basilikumblätter auf die Kirschtomaten.

Würzen: Würzen Sie die Bruschetta mit einem Schuss nativem Olivenöl extra, Salz und Pfeffer nach Geschmack.

Servieren und genießen: Die Bruschetta mit Kirschtomaten und Basilikum sind servierfertig. Sie eignen sich perfekt als leichte und schmackhafte Vorspeise, ideal vor allem in der warmen Jahreszeit. Sie können als Snack oder als Teil eines Aperitifs serviert werden.

Diese Bruschettas sind einfach zuzubereiten und eine tolle Option für Menschen, die sich glutenfrei ernähren. Experimentieren Sie mit verschiedenen Kirschtomatensorten und fügen Sie weitere Kräuter hinzu, wenn Sie das Gericht individuell gestalten möchten.

Avocado- und Garnelensalat

Zutaten:

- 250 g gekochte und geschälte Garnelen;
- 2 reife Avocados, in Würfel geschnitten;
- 200 g Kirschtomaten halbiert;
- 1 gewürfelte Gurke;
- Salatblätter oder Rucola (nach Geschmack);
- Saft einer Zitrone;
- 2 Esslöffel natives Olivenöl extra;
- Salz und Pfeffer.

Vorbereitung:

Bereiten Sie die Zutaten vor: Avocado schälen, Stein entfernen und in Würfel schneiden. Die Kirschtomaten waschen und halbieren. Die Gurke schälen und in Würfel schneiden. Wenn Sie Salat oder Rucola verwenden, waschen und trocknen Sie diese.

Den Salat zusammenstellen: In einer großen Schüssel die gekochten Garnelen, gewürfelten Avocados, Kirschtomaten und gewürfelten Gurken vermischen. Nach Belieben noch Salat- oder Rucolablätter hinzufügen.

Den Salat anrichten: Den Salat mit einem Schuss nativem Olivenöl extra und etwas Zitronensaft anrichten. Mit Salz und Pfeffer abschmecken.

Gut mischen: Alle Zutaten vorsichtig vermischen, um die Gewürze gleichmäßig zu verteilen.

Servieren und genießen: Der Avocado-Garnelen-Salat ist servierfertig. Sie können es als Vorspeise oder als einzelnes Gericht für ein leichtes und nahrhaftes Mittagessen servieren.

Dieser Salat steckt voller frischer, kontrastierender Aromen und ist eine tolle Option für Menschen, die sich glutenfrei ernähren. Sie können den Salat individuell gestalten, indem Sie weitere Zutaten wie rote Zwiebeln, Mais oder Paprika hinzufügen, um Ihre eigene Lieblingsversion zu kreieren.

Caprese mit Büffelmozzarella, Tomaten und Basilikum

Zutaten:

- 2 Büffelmozzarella;
- 4 reife Tomaten;
- Frische Basilikumblätter;
- 3 Esslöffel natives Olivenöl extra;
- Balsamico-Essig (optional);
- Salz und Pfeffer.

Vorbereitung:

Bereiten Sie die Zutaten vor: Schneiden Sie den Büffelmozzarella in etwa 1 cm dicke Scheiben. Schneiden Sie die Tomaten ebenfalls in gleich dicke Scheiben. Die Basilikumblätter waschen und trocknen.

Bereiten Sie die Caprese zu: Ordnen Sie die Scheiben Büffelmozzarella und Tomaten abwechselnd auf einem Servierteller an. Legen Sie einige Basilikumblätter zwischen die Mozzarella- und Tomatenscheiben.

Würzen: Die Caprese mit einem Schuss nativem Olivenöl extra würzen. Wenn Sie eine zusätzliche Geschmacksnote wünschen, können Sie auch ein paar Tropfen Balsamico-Essig hinzufügen. Mit Salz und Pfeffer abschmecken.

Servieren und genießen: Der Caprese mit Büffelmozzarella, Tomaten und Basilikum ist servierfertig. Sie können es als Vorspeise oder als Beilage zu einer Hauptmahlzeit genießen.

Dieser einfache Salat bringt die frischen, gesunden Aromen der Zutaten zur Geltung und die Verwendung von hochwertigem

Büffelmozzarella verleiht dem Gericht eine ganz besondere Note. Es ist eine großartige Option für diejenigen, die sich glutenfrei ernähren, und eine perfekte Idee für ein Sommermittagessen oder einen Aperitif mit Freunden und der Familie.

Zucchiniröllchen mit Schinken und Käse

Zutaten:

- 2 mittelgroße Zucchini;
- 100 g Rohschinken (in dünne Scheiben geschnitten);
- 100 g Käse (z. B. Provola, Scamorza oder Mozzarella);
- Natives Olivenöl extra;
- Salz und Pfeffer;
- Spieße oder Zahnstocher zum Verschließen der Rollen.

Vorbereitung:

Bereiten Sie die Zutaten vor: Schneiden Sie die Enden der Zucchini ab und schneiden Sie sie mit einem Kartoffelschäler oder einer Mandoline in lange, dünne Scheiben. Die Zucchinischeiben sollten dünn genug sein, um sich leicht rollen zu lassen.

Kochen Sie die Zucchinischeiben: Grillen Sie die Zucchinischeiben auf einem heißen Grill, der leicht mit nativem Olivenöl extra bestrichen ist. Die Scheiben auf beiden Seiten garen, bis sie zart, aber nicht zu weich sind.

Stellen Sie die Brötchen zusammen: Nehmen Sie eine Scheibe gegrillte Zucchini und legen Sie eine Scheibe Rohschinken und eine Scheibe Käse darauf. Rollen Sie die Zucchinischeibe um den Schinken und den Käse herum, sodass ein Wrap entsteht. Wiederholen Sie den Vorgang mit allen Zucchinischeiben.

Sichern Sie die Rollen: Damit die Rollen nicht auseinanderfallen, können Sie die Enden mit einem Zahnstocher fixieren.

Würzen: Würzen Sie die Brötchen mit einem Schuss nativem Olivenöl extra, Salz und Pfeffer nach Geschmack.

Servieren und genießen: Die Zucchiniröllchen mit Schinken und Käse sind servierfertig. Sie können als Vorspeise oder als Beilage zu einer Hauptmahlzeit genossen werden.

Diese Brötchen sind eine köstliche glutenfreie Option und eignen sich ideal zur Bereicherung des Speiseplans derjenigen, die sich glutenfrei ernähren. Experimentieren Sie mit verschiedenen Käsesorten, um das Gericht Ihren Wünschen anzupassen.

Hühnchen- und Zucchini-Pastetchen

Zutaten:

- 400 g gehackte Hähnchenbrust;
- 2 geriebene mittelgroße Zucchini;
- 1 Ei;
- 50 g glutenfreie Semmelbrösel;
- 2 Esslöffel geriebener glutenfreier Käse (z. B. Pecorino oder Parmesan);
- Gehackte Zwiebel;
- zerhackter Knoblauch;
- Gehackte Petersilie;
- Salz und Pfeffer;
- Extra natives Olivenöl zum Kochen.

Vorbereitung:

Bereiten Sie die Zutaten vor: Hähnchenbrust hacken, Zucchini reiben und Zwiebel, Knoblauch und Petersilie hacken.

Mischen Sie die Zutaten: In einer großen Schüssel das gehackte Hähnchen, die zerkleinerte Zucchini, Semmelbrösel (oder Maismehl), Ei, Zwiebel, Knoblauch und Petersilie vermischen. Mit Salz und Pfeffer abschmecken.

Formen Sie die Fleischbällchen: Mit nassen Händen Fleischbällchen in der gewünschten Größe formen und diese leicht flach drücken, sodass sie eine flache Form erhalten.

Kochen Sie die Fleischbällchen: Erhitzen Sie etwas natives Olivenöl extra in einer beschichteten Pfanne bei mittlerer Hitze. Die Fleischbällchen auf beiden Seiten goldbraun und durchgebraten anbraten. Stellen Sie sicher, dass sie vollständig durchgegart sind.

Lassen Sie sie abtropfen: Sobald die Fleischbällchen gar sind, legen Sie sie auf saugfähiges Papier, um überschüssiges Öl zu entfernen.

Servieren und genießen: Die Hähnchen- und Zucchinibällchen sind servierfertig. Sie können sie als Vorspeise, Beilage oder sogar in einem Sandwich genießen.

Diese Fleischbällchen sind leicht, lecker und perfekt für diejenigen, die sich glutenfrei ernähren. Sie können auch mit verschiedenen Gewürzen und Kräutern experimentieren, um den Geschmack der Patties individuell zu gestalten.

Melone und Schinken

Zutaten:

- 1 in Scheiben geschnittene reife Melone (vorzugsweise Kantalupenmelone oder gelbe Melone);
- 100 g glutenfreier Rohschinken.

Vorbereitung:

Bereiten Sie die Zutaten vor: Schneiden Sie die Melone in etwa 1 cm dicke Scheiben und entfernen Sie die Kerne. Den Rohschinken ebenfalls in Scheiben schneiden.

Stellen Sie die Vorspeisen zusammen: Wickeln Sie jede Melonenscheibe mit einer Scheibe Rohschinken ein. Sie können die Schinkenscheiben auch übereinander falten, um daraus kleine Röllchen zu formen.

Servieren und genießen: Die Melone und der Schinken sind servierfertig. Sie können die Vorspeisen auf einer Platte oder auf einem Tablett für ein Buffet anrichten. Wenn Sie möchten, können Sie es noch mit etwas Basilikum- oder Petersilienblättern garnieren, um eine noch einladendere Präsentation zu erzielen.

Diese Vorspeise ist leicht, erfrischend und perfekt für alle, die sich glutenfrei ernähren. Es ist eine großartige Option zum Auftakt einer Mahlzeit und wird besonders wegen seiner Kontraste in Geschmack und Textur geschätzt. Sie können das Gericht auch mit einem Schuss Balsamico-Essig oder nativem Olivenöl extra verfeinern, um ihm eine zusätzliche Geschmacksnote zu verleihen.

Gegrillter Auberginensalat

Zutaten:

- 2 Auberginen;
- 200 g Kirschtomaten halbiert;
- 100 g entkernte schwarze Oliven;
- 100 g Ziegenkäse (oder Fetakäse) in Würfeln;
- Frische Basilikumblätter;
- Natives Olivenöl extra;
- Zitronensaft;
- Salz und Pfeffer.

Vorbereitung:

Zubereitung der Auberginen: Schneiden Sie die Auberginen in etwa 1 cm dicke Scheiben. Je nach Vorliebe können Sie die Auberginen schälen oder ungeschält lassen. Die Auberginenscheiben auf beiden Seiten leicht mit nativem Olivenöl extra bestreichen.

Auberginen grillen: Einen Grill oder eine beschichtete Pfanne bei mittlerer bis hoher Hitze erhitzen. Kochen Sie die Auberginenscheiben, indem Sie sie auf beiden Seiten grillen, bis sie zart sind und schöne Brandspuren aufweisen.

Den Salat zusammenstellen: Die gegrillten Auberginenscheiben auf einem Servierteller anrichten. Die halbierten Kirschtomaten, die entkernten schwarzen Oliven und die Ziegenkäse- (oder Feta-)Würfel zwischen die Auberginenscheiben geben.

Den Salat anrichten: Den Salat mit einem Schuss nativem Olivenöl extra und etwas Zitronensaft anrichten. Mit Salz und

Pfeffer abschmecken. Mit einigen frischen Basilikumblättern garnieren.

Servieren und genießen: Der gegrillte Auberginensalat ist servierfertig. Sie können es als Vorspeise, Beilage oder als leichtes und nahrhaftes Einzelgericht genießen.

Dieser Salat ist eine köstliche glutenfreie Option und eignet sich ideal zur Bereicherung des Speiseplans derjenigen, die sich glutenfrei ernähren. Die gegrillten Auberginen verleihen ihm einen rauchigen, reichen Geschmack, während die Kirschtomaten, Oliven und Käse für eine schöne Geschmackskombination sorgen.

Hummus und Gemüsecroûtons

Zutaten:

- 8 Scheiben glutenfreies Brot;
- Hummus (Sie können es zu Hause zubereiten oder fertig ohne Gluten kaufen);
- 250 g Gemüse nach Wahl (Paprika, Kirschtomaten, Gurken, Karotten, Zucchini usw.), gewürfelt oder in dünne Scheiben geschnitten;
- 100 g entkernte schwarze Oliven, fein gehackt;
- Natives Olivenöl extra;
- Salz und Pfeffer;
- Gehackte Petersilie (optional).

Vorbereitung:

Bereiten Sie die Zutaten vor: Schneiden Sie das glutenfreie Brot in dünne Scheiben und grillen Sie diese leicht knusprig.

Stellen Sie die Croutons zusammen: Auf jede Scheibe gegrilltes Brot eine Schicht Hummus streichen.

Fügen Sie das Gemüse hinzu: Verteilen Sie das gewürfelte oder dünn geschnittene Gemüse gleichmäßig auf der Oberfläche des Hummus auf jedem Crouton.

Würzen: Einen Spritzer natives Olivenöl extra über das Gemüse geben. Nach Geschmack etwas Salz und Pfeffer hinzufügen.

Garnierung (optional): Wenn Sie möchten, können Sie die Croutons für eine einladendere Präsentation mit ein paar fein gehackten schwarzen Oliven und gehackter Petersilie garnieren.

Servieren und genießen: Der Hummus und die Gemüsecroutons sind servierfertig. Sie können als leichte Vorspeise oder als Teil eines Buffets genossen werden.

Dieses Rezept ist glutenfrei und bietet eine schöne Kombination aus Aromen und Texturen. Sie können die Croutons mit Ihrem Lieblingsgemüse personalisieren oder andere Zutaten wie Kapern, Chilis oder Kräuter hinzufügen, um den Geschmack zu variieren.

Lachscarpaccio mit Zitrone und Rucola

Zutaten:

- 300 g frischer Lachs, in dünne Scheiben geschnitten;
- 1 Zitrone (abgeriebene Schale und Saft);
- frischer Rucola;
- Natives Olivenöl extra;
- Salz und Pfeffer.

Vorbereitung:

Den Lachs zubereiten: Das Lachsfilet mit einem scharfen Messer in dünne Scheiben schneiden. Legen Sie die Scheiben auf eine Servierplatte oder auf einzelne Teller für die einzelnen Carpaccios.

Marinade: Beträufeln Sie die Lachsscheiben mit etwas frischem Zitronensaft, um den Fisch sanft zu marinieren. Lassen Sie es einige Minuten ruhen, damit der Lachs aromatisiert wird.

Carpaccio zusammenstellen: Ein paar Rucolablätter auf dem marinierten Lachs anrichten. Fügen Sie für einen Hauch von Frische und Aroma auch etwas abgeriebene Zitronenschale hinzu.

Würzen: Das Lachs-Rucola-Carpaccio mit einem Schuss nativem Olivenöl extra würzen. Mit Salz und Pfeffer abschmecken.

Servieren und genießen: Das Lachs-Carpaccio mit Zitrone und Rucola ist servierfertig. Sie können es als Vorspeise oder als Teil einer leichten Hauptmahlzeit genießen.

Diese Vorspeise ist glutenfrei und bietet eine Kombination aus frischen und ansprechenden Aromen. Die Zitronensaftmarinade verleiht dem Lachs einen lebendigen Geschmack, während der Rucola eine bittere Note und die Zitronenschale eine angenehme Zitrusnote verleiht. Es ist eine großartige Option für diejenigen, die sich glutenfrei ernähren und ein leckeres und gesundes Gericht wünschen.

Thunfisch-Tartar und Avocado

Zutaten:

- 300 g Hochwertiger frischer Thunfisch, in kleine Würfel geschnitten;
- 1 reife Avocado, gewürfelt;
- 1 rote Zwiebel, fein gehackt;
- Saft von 1 Zitrone;
- Natives Olivenöl extra;
- Sojasauce (stellen Sie sicher, dass sie glutenfrei ist);
- Wasabi oder Wasabipaste (optional, für eine würzige Note);
- Gerösteter Sesam (optional, zum Garnieren);
- Salz und Pfeffer.

Vorbereitung:

Bereiten Sie die Zutaten vor: Schneiden Sie den frischen Thunfisch in kleine Würfel und die reife Avocado in gleich dicke Würfel. Die rote Zwiebel fein hacken.

Stellen Sie das Tatar zusammen: In einer Schüssel Thunfisch, Avocado und rote Zwiebelwürfel vermischen. Vorsichtig umrühren, um die Zutaten gleichmäßig zu verteilen.

Würzen: Etwas Zitronensaft, einen Spritzer natives Olivenöl extra und ein paar Tropfen Sojasauce Tatar hinzufügen. Mit Salz und Pfeffer abschmecken. Wer mag, kann für eine würzige Note auch etwas Wasabi oder Wasabipaste hinzufügen.

Servieren und Garnieren: Bereiten Sie Platten oder einzelne Schüsseln zum Servieren des Tatar vor. Sie können das Tatar mit etwas geröstetem Sesam garnieren, um ihm eine knusprige und aromatische Note zu verleihen.

Probieren Sie das Tatar: Das Thunfisch-Avocado-Tartar ist bereit zum Probieren. Sie können es mit glutenfreien Croutons oder mit ein paar Salatblättern als Beilage servieren.

Dieses Rezept ist glutenfrei und eignet sich perfekt für alle, die sich glutenfrei ernähren. Die Kombination aus frischem Thunfisch und cremiger Avocado bietet eine schöne Harmonie von Texturen und Aromen und macht diese Vorspeise zu einem wahren Genuss.

Pinzimonio mit Karotten, Sellerie und Zucchini

Zutaten:

- 2 Karotten;
- 2 Sellerie;
- 2 Zucchini;
- Natives Olivenöl extra;
- Zitronensaft;
- Salz und Pfeffer.

Vorbereitung:

Bereiten Sie das Gemüse vor: Schälen Sie die Karotten und schneiden Sie sie in dünne Stifte. Den Sellerie in gleich große Stifte wie die Karotten schneiden. Die Zucchini waschen und in dünne Stifte oder dünne Scheiben schneiden.

Den Dip zubereiten: Karotten, Sellerie und Zucchini auf einem Servierteller oder Tablett anrichten. Sie können sie in einzelnen Bündeln arrangieren oder für einen farbenfrohen Effekt miteinander mischen.

Würzen: Bereiten Sie eine Sauce zum Würzen von Pinzimonio zu, indem Sie natives Olivenöl extra, Zitronensaft, Salz und Pfeffer nach Geschmack vermischen. Wenn Sie den Geschmack variieren möchten, können Sie auch andere Gewürze oder Kräuter hinzufügen.

Servieren und genießen: Der Dip mit Karotten, Sellerie und Zucchini ist servierfertig. Begleiten Sie das Gemüse mit der vorbereiteten Sauce und genießen Sie es als Vorspeise oder Beilage.

Diese Vorspeise ist glutenfrei, leicht und voller Nährstoffe. Es ist eine großartige Option für diejenigen, die sich glutenfrei ernähren und eine gesunde und schmackhafte Alternative zu klassischen Vorspeisen suchen. Sie können den Dip individuell gestalten, indem Sie anderes Gemüse Ihrer Wahl verwenden, beispielsweise Paprika, Gurken oder Tomaten.

Bruschetta mit Avocado und geräuchertem Lachs

Zutaten:

- 8 Scheiben glutenfreies Brot (z. B. Reisbrot oder Maisbrot);
- 2 reife Avocados;
- 100 g glutenfreier Räucherlachs;
- Zitronensaft;
- Natives Olivenöl extra;
- Salz und Pfeffer;
- Frische Kräuter wie Petersilie oder Schnittlauch (optional).

Vorbereitung:

Bereiten Sie die Zutaten vor: Schneiden Sie die Avocado in dünne Scheiben und beträufeln Sie sie mit etwas Zitronensaft, damit sie nicht oxidieren. Den Räucherlachs in gleich große Stücke wie die Avocadoscheiben schneiden. Sie können die glutenfreien Brotscheiben auch leicht rösten, wenn Sie eine knusprigere Konsistenz bevorzugen.

Stellen Sie die Bruschetta zusammen: Ordnen Sie die glutenfreien Brotscheiben auf einem Servierteller an. Eine Schicht geschnittene Avocado darauf verteilen.

Fügen Sie den Lachs hinzu: Ordnen Sie die Räucherlachsstücke so auf der Avocado an, dass sie die Bruschetta gleichmäßig bedecken.

Würzen: Würzen Sie die Bruschetta mit einem Schuss nativem Olivenöl extra. Mit Salz und Pfeffer abschmecken. Wenn Sie möchten, können Sie zur Geschmacksverstärkung auch frische Kräuter wie Petersilie oder Schnittlauch hinzufügen.

Servieren und genießen: Bruschetta mit Avocado und Räucherlachs sind servierfertig. Sie können als Vorspeise oder als leichter Snack genossen werden.

Diese Vorspeise ist glutenfrei und bietet eine Kombination aus delikaten und raffinierten Aromen. Die cremige Avocado harmoniert perfekt mit dem intensiven, rauchigen Geschmack des Lachses und sorgt so für ein einzigartiges Geschmackserlebnis. Sie können die Bruschetta individuell gestalten, indem Sie nach Ihrem Geschmack anderes Gemüse oder Beilagen hinzufügen.

Meeresfrüchtesalat mit Tintenfisch, Garnelen und Oliven

Zutaten:

- 250 g frischer Tintenfisch (bereits gereinigt und in Stücke geschnitten);
- 250 g frische Garnelen (bereits geschält);
- 100 g entkernte schwarze Oliven;
- 100 g Kirschtomaten halbiert;
- 1 rote Zwiebel in dünne Scheiben schneiden;
- Gehackte frische Petersilie;
- Zitronensaft;
- Natives Olivenöl extra;
- Salz und Pfeffer.

Vorbereitung:

Bereiten Sie die Zutaten vor: Wenn die Calamari noch nicht gereinigt sind, waschen Sie sie und entfernen Sie den Mittelknochen. Schneiden Sie sie in garnelenähnliche Stücke. Garnelen waschen und abtropfen lassen.

Kochen Sie die Meeresfrüchte: In einem Topf mit kochendem Salzwasser den Tintenfisch und die Garnelen einige Minuten kochen, bis sie gar, aber noch zart sind. Lassen Sie sie abtropfen und kühlen Sie sie sofort in kaltem Wasser mit Eis ab, um das Kochen zu stoppen.

Den Salat zusammenstellen: In einer großen Schüssel die gekochten Calamari und Garnelen mit den entkernten schwarzen Oliven, den halbierten Kirschtomaten und den roten Zwiebelscheiben vermischen.

Würzen: Den Meeresfrüchtesalat mit einem Schuss nativem Olivenöl extra und etwas Zitronensaft anrichten. Mit Salz und Pfeffer abschmecken. Für einen Hauch Frische mit gehackter Petersilie bestreuen.

Gut mischen: Alle Zutaten vorsichtig vermischen, um die Gewürze zu verteilen und die Aromen zu vereinen.

Servieren und genießen: Der Meeresfrüchtesalat mit Tintenfisch, Garnelen und Oliven ist servierfertig. Sie können es als Vorspeise oder als leichtes Hauptgericht genießen.

Dieser Meeresfrüchtesalat ist eine köstliche glutenfreie Option, ideal für alle, die sich glutenfrei ernähren und Meeresfrüchte lieben. Die Frische der Zutaten und die mediterranen Aromen machen es zu einem perfekten Gericht für den Sommer oder für jeden Anlass, bei dem eine leichte und nahrhafte Mahlzeit gewünscht wird.

Rindercarpaccio mit Rucola und Parmesan

Zutaten:

- 300 g Rindfleisch (vorzugsweise Filet), bereits in dünne Scheiben geschnitten;
- frischer Rucola;
- Parmesanflocken;
- Natives Olivenöl extra;
- Zitronensaft;
- Salz und Pfeffer.

Vorbereitung:

Bereiten Sie die Zutaten vor: Stellen Sie sicher, dass das Rindfleisch bereits in dünne Scheiben geschnitten ist. Den Rucola gründlich waschen und trocknen. Verwenden Sie ein kleines Messer oder einen Kartoffelschäler, um Parmesankäseflocken zu erhalten.

Carpaccio zusammenstellen: Die Rindfleischscheiben auf einem Servierteller anrichten und eine gleichmäßige Schicht bilden.

Fügen Sie den Rucola hinzu: Verteilen Sie die Rucolablätter auf der Oberfläche des Rindfleischs, sodass sie das gesamte Gericht bedecken.

Den Parmesan hinzufügen: Die Parmesanflocken über den Rucola streuen.

Würzen: Das Carpaccio mit einem Schuss nativem Olivenöl extra und etwas Zitronensaft würzen. Mit Salz und Pfeffer abschmecken.

Servieren und genießen: Rindercarpaccio mit Rucola und Parmesan ist servierfertig. Sie können es mit gerösteten Brotscheiben oder Brotstangen servieren.

Diese Vorspeise ist glutenfrei und bietet eine Kombination aus delikaten und leckeren Aromen. Das rohe und zarte Rindfleisch passt perfekt zum frischen Aroma des Rucola und der salzigen und schmackhaften Note des Parmesans. Es ist eine großartige Option für diejenigen, die sich glutenfrei ernähren und eine elegante und raffinierte Vorspeise suchen.

Häppchen mit Lachs und Frischkäse

Zutaten:

- 8 Scheiben glutenfreies Brot (z. B. Maisbrot oder Reisbrot);
- 150 g glutenfreier Räucherlachs;
- 100 g glutenfreier Frischkäse (z. B. Ziegenkäse oder Frischkäse);
- Gehackter frischer Schnittlauch (optional);
- Zitronensaft;
- Salz und Pfeffer.

Vorbereitung:

Bereiten Sie die Zutaten vor: Rösten Sie die glutenfreien Brotscheiben leicht an, wenn Sie eine knusprigere Konsistenz bevorzugen. Den Räucherlachs in brotscheibengroße Stücke schneiden.

Den Käse verteilen: Eine Schicht Frischkäse auf die gerösteten Brotscheiben streichen.

Den Lachs hinzufügen: Die geräucherten Lachsstücke auf dem Frischkäse anordnen, sodass sie die Canapés gleichmäßig bedecken.

Würzen: Die Canapés mit etwas Zitronensaft würzen. Mit Salz und Pfeffer abschmecken. Wenn Sie möchten, können Sie für den Frischekick auch etwas gehackten frischen Schnittlauch hinzufügen.

Servieren und genießen: Ihre Lachs-Frischkäse-Häppchen sind servierfertig. Sie können als Vorspeise oder als leichter Snack genossen werden.

Diese Vorspeise ist glutenfrei und bietet eine schöne Kombination aus Aromen und Texturen. Geräucherter Lachs sorgt für einen intensiven und köstlichen Geschmack, während der streichfähige Käse für Cremigkeit und Feinheit sorgt. Es ist eine großartige Option für diejenigen, die sich glutenfrei ernähren und Fischgerichte lieben. Sie können die Canapés individuell gestalten, indem Sie nach Ihrem Geschmack weitere Beilagen oder Kräuter hinzufügen.

Tomaten-Oliven-Croutons

Zutaten:

- 8 Scheiben glutenfreies Brot (z. B. Maisbrot oder Reisbrot);
- 200 g Kirschtomaten oder reife Tomaten;
- 50 g entkernte schwarze Oliven;
- Frischer Basilikum;
- Natives Olivenöl extra;
- Salz und Pfeffer.

Vorbereitung:

Bereiten Sie die Zutaten vor: Schneiden Sie die Kirschtomaten in kleine Stücke oder die reifen Tomaten in Würfel. Schwarze Oliven und frische Basilikumblätter fein hacken.

Toasten Sie das Brot: Toasten Sie die glutenfreien Brotscheiben leicht, wenn Sie eine knusprigere Konsistenz bevorzugen.

Croutons zusammenstellen: Die Tomatenstücke oder Tomatenwürfel auf den gerösteten Brotscheiben anrichten.

Fügen Sie die Oliven hinzu: Verteilen Sie die gehackten schwarzen Oliven über die Tomaten, sodass sie gleichmäßig auf den Croutons verteilt sind.

Garnierung: Die Croutons mit frischen Basilikumblättern garnieren und auf jeden Crouton einen Spritzer natives Olivenöl extra geben.

Würzen: Mit Salz und Pfeffer abschmecken, um den Geschmack Ihren Wünschen anzupassen.

Servieren und genießen: Die Tomaten-Oliven-Croutons sind servierfertig. Sie können als Vorspeise oder als Snack beim Aperitif genossen werden.

Diese Vorspeise ist glutenfrei und bietet dank der Frische der Kirschtomaten und der Intensität der schwarzen Oliven eine Kombination mediterraner Aromen. Sie können auch mit anderen Tomatensorten experimentieren oder andere Kräuter hinzufügen, um den Geschmack der Croutons zu variieren.

Auberginenröllchen mit Ricotta und Spinat

Zutaten:

- 2 Auberginen;
- 200 g Hüttenkäse;
- 100 g frischer Spinat (oder aufgetauter und ausgedrückter gefrorener Spinat);
- 50 g glutenfreier geriebener Käse (z. B. Parmesan oder Pecorino);
- Pürierte Tomate;
- Knoblauch;
- Frischer Basilikum;
- Natives Olivenöl extra;
- Salz und Pfeffer.

Vorbereitung:

Bereiten Sie die Auberginen vor: Schneiden Sie die Auberginen der Länge nach in lange, dünne Scheiben. Je nach Vorliebe können Sie die Auberginen schälen oder ungeschält lassen. Grillen Sie die Auberginenscheiben auf einem heißen Grill oder in einer beschichteten Pfanne mit einem Schuss nativem Olivenöl extra, bis sie weich sind und schöne Grillspuren haben.

Bereiten Sie die Füllung vor: Mischen Sie in einer Schüssel den Ricotta mit dem gehackten frischen Spinat (oder dem aufgetauten und ausgedrückten Spinat). Etwas geriebenen Käse und gehacktes frisches Basilikum hinzufügen. Die Füllung mit Salz und Pfeffer abschmecken.

Füllen Sie die Aubergine: Nehmen Sie eine Scheibe gegrillte Aubergine und legen Sie sie auf eine Arbeitsfläche. Einen Teil der

Ricotta-Spinat-Füllung auf einem Ende der Auberginenscheibe verteilen und vorsichtig zu einer Roulade aufrollen. Wiederholen Sie dies mit allen Auberginenscheiben.

Bereiten Sie die Soße zu: In einer Pfanne einen Schuss natives Olivenöl extra erhitzen und eine Knoblauchzehe hinzufügen. Nach einigen Augenblicken das Tomatenpüree und etwas gehacktes frisches Basilikum hinzufügen. Kochen Sie die Sauce einige Minuten lang bei mittlerer bis niedriger Hitze und fügen Sie je nach Geschmack Salz und Pfeffer hinzu.

Backen Sie die Brötchen: Ordnen Sie die Auberginenröllchen auf einem Backblech an, das leicht mit nativem Olivenöl extra gefettet ist. Decken Sie die Brötchen mit der vorbereiteten Tomatensauce ab.

Backen: Die Brötchen bei 180°C etwa 15–20 Minuten backen, bis sie gut erhitzt sind und der Käse geschmolzen ist.

Servieren und genießen: Die Auberginenröllchen mit Ricotta und Spinat sind servierfertig. Nach Belieben können Sie sie mit etwas frischem Basilikum und zusätzlich geriebenem Käse belegen.

Diese Brötchen sind eine tolle glutenfreie Option, ideal für Menschen, die sich glutenfrei ernähren und Gemüse lieben. Die gegrillte Aubergine bietet eine leckere und leicht rauchige Basis, während die Ricotta-Spinat-Füllung den Brötchen eine cremig-leckere Note verleiht. Die Tomatensauce verleiht dem Gericht einen Hauch von Frische und Vollständigkeit.

Schinken und Feigen

Zutaten:

- 4 frische Feigen (vorzugsweise reif, aber noch fest);
- 8 Scheiben glutenfreier Rohschinken (z. B. Parmaschinken oder San Daniele-Schinken);
- Rucola (optional, zum Garnieren);
- Reduzierter Balsamico-Essig (optional, zum Dekorieren).

Vorbereitung:

Bereiten Sie die Feigen vor: Waschen Sie die Feigen gründlich und trocknen Sie sie vorsichtig ab. Je nach Größe halbieren oder vierteln.

Feigen mit Prosciutto umwickeln: Nehmen Sie eine Scheibe Rohschinken und wickeln Sie ein Stück Feige darin ein. Für eine frische Note können Sie auch ein kleines Stück Rucola zwischen Feige und Schinken legen.

Stellen Sie die Vorspeise zusammen: Ordnen Sie die Schinken- und Feigenröllchen auf einem Servierteller oder Tablett an, um sie einladend zu präsentieren.

Garnierung (optional): Wenn Sie möchten, können Sie die Vorspeise mit einigen frischen Rucolablättern garnieren oder mit einem Schuss reduziertem Balsamico-Essig dekorieren, um einen Hauch von Eleganz zu verleihen.

Servieren und genießen: Der Schinken und die Feigen sind servierfertig. Sie können als leichte Vorspeise oder als Teil eines Buffets genossen werden.

Diese Vorspeise ist glutenfrei und bietet eine schöne Kombination aus süßen und herzhaften Aromen. Der Rohschinken sorgt für eine herzhafte und salzige Note, während die reifen Feigen für eine süße und saftige Note sorgen. Rucola und Balsamico-Essig können das Gericht zusätzlich bereichern und für eine einladendere Präsentation sorgen. Wenn Sie möchten, können Sie die Vorspeise individuell gestalten, indem Sie Käse hinzufügen, zum Beispiel Ziegenkäse oder Blauschimmelkäse.

Garnelen- und Gemüsespieße

Zutaten:

- 250 g frische oder gefrorene Garnelen (bereits geschält und ohne Darm);
- 2 Paprika in verschiedenen Farben (rot, gelb und grün);
- 2 Zucchini;
- 1 rote Zwiebel;
- 100 g Kirschtomaten;
- Zitronensaft;
- Natives Olivenöl extra;
- Salz und Pfeffer;
- Gewürze Ihrer Wahl (z. B. Paprika, Knoblauchpulver oder Oregano).

Vorbereitung:

Bereiten Sie die Zutaten vor: Wenn die Garnelen gefroren sind, tauen Sie sie in kaltem Wasser auf und lassen Sie sie gut abtropfen. Waschen Sie das Gemüse und schneiden Sie es in etwa gleich große Stücke, damit Sie es auf die Spieße stecken können.

Setzen Sie die Spieße zusammen: Nehmen Sie einige Holz- oder Metallspieße und fädeln Sie die Garnelen abwechselnd mit den Paprika-, Zucchini-, roten Zwiebel- und Kirschtomatenstücken ein. Sie können verschiedene Farb- und Geschmackskombinationen kreieren, um die Spieße noch verlockender zu machen.

Würzen: In einer Schüssel den Zitronensaft mit etwas nativem Olivenöl extra und den Gewürzen nach Geschmack vermischen.

Würzen Sie die Spieße mit dieser Marinade und lassen Sie das Gemüse und die Garnelen gut einziehen.

Grillen Sie die Spieße: Erhitzen Sie einen beschichteten Grill oder eine Pfanne und braten Sie die Spieße bei mittlerer bis hoher Hitze auf jeder Seite einige Minuten lang, bis die Garnelen gar sind und das Gemüse zart und leicht verkohlt ist.

Servieren und genießen: Garnelen- und Gemüsespieße sind servierfertig. Sie können sie mit einer Zitronensauce oder einem Beilagensalat begleiten, um die Mahlzeit abzurunden.

Dieses Gericht ist glutenfrei und bietet eine Kombination aus frischen und saftigen Aromen. Die Garnelen passen perfekt zum bunten Gemüse und ergeben einen leckeren und gesunden Döner. Sie können die Marinade individuell gestalten, indem Sie weitere Gewürze oder Kräuter nach Ihren Wünschen hinzufügen. Auch für Menschen, die sich glutenfrei ernähren und Fisch- und Gemüsegerichte genießen, sind Garnelen-Gemüse-Spiesse eine tolle Option.

Glutenfreie panierte Chicken Nuggets

Zutaten:

- 400 g Hähnchenbrust ohne Haut und Knochen, in mundgerechte Stücke geschnitten;
- Reis- oder Maismehl (glutenfrei);
- 2 Eier (oder vegane Alternative wie Sojamilch oder Mandelmilch);
- Glutenfreie Semmelbrösel (Sie finden sie in einigen Geschäften für glutenfreie Lebensmittel oder können sie zu Hause mit fein gehacktem glutenfreiem Brot zubereiten);
- Salz und Pfeffer;
- Gewürze nach Geschmack (z. B. Knoblauchpulver, Paprika oder Oregano);
- Sonnenblumenöl oder Olivenöl zum Braten.

Vorbereitung:

Bereiten Sie die Zutaten vor: Schneiden Sie die Hähnchenbrust in mundgerechte Stücke. In einer Schüssel das Reis- oder Maismehl mit den Gewürzen, Salz und Pfeffer vermischen. In einer anderen Schüssel die Eier oder die milchfreie Milch verquirlen.

Die Nuggets panieren: Die Chicken Nuggets im Gewürzmehl wenden und darauf achten, dass sie gut bedeckt sind. Anschließend in das Ei oder die Pflanzenmilch tauchen und zum Schluss in den glutenfreien Semmelbröseln wälzen, dabei leicht andrücken, damit die Panade gut haftet.

Öl erhitzen: In einer Pfanne reichlich Sonnenblumenöl oder Olivenöl erhitzen, bis es Brattemperatur erreicht (ca. 170–180 °C).

Nuggets braten: Die panierten Chicken Nuggets in heißem Öl nach und nach braten, bis sie goldbraun und knusprig sind. Achten Sie darauf, die Pfanne nicht zu überladen, um ein Absinken der Öltemperatur zu vermeiden.

Überschüssiges Öl abtropfen lassen: Lassen Sie die Bissen auf Papiertüchern abtropfen, um überschüssiges Öl zu entfernen.

Servieren und genießen: Die glutenfrei panierten Chicken Nuggets sind bereit zum Genießen. Sie können sie mit einer Tomatensauce oder einer Honig-Senf-Sauce servieren.

Diese panierten Chicken Nuggets sind glutenfrei und bieten eine leckere Alternative zu herkömmlichen panierten Speisen. Sie können eine gute Option für diejenigen sein, die sich glutenfrei ernähren oder eine knusprige und geschmackvolle Alternative ausprobieren möchten.

Crostini mit Fetacreme und Oliven

Zutaten:

- 8 Scheiben glutenfreies Brot (z. B. Maisbrot oder Reisbrot);
- 150 g Feta-Käse (glutenfrei);
- 50 g entkernte schwarze Oliven;
- getrockneter Oregano;
- Gemahlener schwarzer Pfeffer;
- Natives Olivenöl extra;
- Knoblauch (optional).

Vorbereitung:

Bereiten Sie die Zutaten vor: Die schwarzen Oliven fein hacken und den Feta-Käse zerbröckeln. Wenn Sie möchten, können Sie für den Kick auch etwas gehackten Knoblauch hinzufügen.

Bereiten Sie die Feta-Creme zu: In einer Schüssel den zerbröckelten Feta-Käse mit den gehackten Oliven und, falls gewünscht, dem gehackten Knoblauch vermischen. Fügen Sie etwas getrockneten Oregano und gemahlenen schwarzen Pfeffer hinzu, um die Creme zu würzen.

Toasten Sie das Brot: Toasten Sie die glutenfreien Brotscheiben leicht, wenn Sie eine knusprigere Konsistenz bevorzugen.

Feta-Creme verteilen: Eine Schicht Feta-Oliven-Creme auf die gerösteten Brotscheiben streichen und gleichmäßig verteilen.

Garnierung (optional): Für einen Hauch Frische können Sie die Croutons mit einem Schuss nativem Olivenöl extra und ein paar frischen Oreganoblättern garnieren.

Servieren und genießen: Die Crostini mit Fetacreme und Oliven sind servierfertig. Sie können als Vorspeise oder als Snack beim Aperitif genossen werden.

Diese Vorspeise ist glutenfrei und bietet eine schöne Kombination aus herzhaften und herzhaften Aromen. Cremiger Feta-Käse passt perfekt zum Geschmack schwarzer Oliven und ergibt eine schmackhafte und verlockende Creme für Croutons. Sie können das Rezept individuell anpassen, indem Sie andere Olivensorten verwenden oder andere Gewürze oder Kräuter hinzufügen, um den Geschmack der Croutons zu variieren.

Bohnen-Thunfisch-Salat

Zutaten:

- 400 g Cannellini-Bohnen (bereits gekocht und abgetropft) Sie können Bohnen aus der Dose verwenden oder sie durch Einweichen und Kochen aus Eimern zubereiten;
- 200 g Thunfisch aus der Dose (abgetropft) Achten Sie darauf, glutenfreien Thunfisch zu verwenden;
- 1 rote Zwiebel (in dünne Scheiben geschnitten);
- Farbige Paprika (in Würfel geschnitten);
- 50 g entkernte schwarze Oliven (in Scheiben geschnitten);
- Frische Petersilie (gehackt);
- Natives Olivenöl extra;
- Zitronensaft;
- Salz und Pfeffer.

Vorbereitung:

Bereiten Sie die Zutaten vor: Lassen Sie die Cannellini-Bohnen abtropfen, spülen Sie sie ab und geben Sie sie dann in eine große Schüssel. Den Thunfisch abtropfen lassen und mit einer Gabel zerbröseln. Die rote Zwiebel in dünne Scheiben schneiden, die farbigen Paprika in Würfel schneiden und die schwarzen Oliven in Ringe schneiden. Die frische Petersilie fein hacken.

Den Salat zusammenstellen: Den zerbröckelten Thunfisch zu den Bohnen in die Schüssel geben. Rote Zwiebel, bunte Paprika und schwarze Oliven vermischen.

Würzen: Den Salat mit einem großzügigen Schuss nativem Olivenöl extra und Zitronensaft würzen. Mit Salz und Pfeffer abschmecken und alle Zutaten vorsichtig vermischen, um die Gewürze zu verteilen.

Garnitur: Den Bohnen-Thunfisch-Salat mit gehackter frischer Petersilie bestreuen.

Servieren und genießen: Der Bohnen-Thunfisch-Salat ist servierfertig. Sie können es pur oder mit glutenfreiem Brot genießen.

Dieser Salat ist glutenfrei und bietet eine sehr schöne Kombination aus Aromen und Texturen. Die Cannellini-Bohnen sorgen für einen Proteinschub und eine geschmeidige Konsistenz, während der Thunfisch für einen herzhaften und saftigen Geschmack sorgt. Das Gemüse wie rote Zwiebeln, Paprika und Oliven verleihen dem Salat Farbe und Geschmack. Das extra native Olivenöl und der Zitronensaft sorgen für eine frische Note und runden das Gericht köstlich ab.

Paté aus schwarzen Oliven und Kapern

Zutaten:

- 150 g entkernte schwarze Oliven;
- 2 Esslöffel eingelegte Kapern;
- Sardellen in Öl (optional);
- Knoblauch (optional);
- getrockneter Oregano;
- Natives Olivenöl extra;
- Zitronensaft;
- Salz und Pfeffer.

Vorbereitung:

Bereiten Sie die Zutaten vor: Spülen Sie die entkernten schwarzen Oliven gut ab, um überschüssiges Salz oder Flüssigkeit zu entfernen. Wenn Sie möchten, können Sie die Haut der Sardellen auch in Öl entfernen. Die Zutaten fein hacken, ggf. auch den Knoblauch.

Mischen Sie die Zutaten: Geben Sie die schwarzen Oliven, Kapern (und Sardellen, falls Sie welche verwenden) in einen Mixer oder Mixer. Fügen Sie etwas getrockneten Oregano und einen Schuss natives Olivenöl extra hinzu.

Alles verrühren, bis eine glatte Creme entsteht. Bei Bedarf können Sie etwas Zitronensaft hinzufügen, um den Geschmack auszugleichen.

Würzen: Probieren Sie die Pastete und passen Sie Salz und Pfeffer nach Ihren Wünschen an. Wenn Sie möchten, können Sie noch etwas Zitronensaft oder einen weiteren Schuss natives

Olivenöl extra hinzufügen, um der Creme zusätzlichen Geschmack zu verleihen.

Servieren und genießen: Die Pastete aus schwarzen Oliven und Kapern ist servierfertig. Sie können es auf glutenfreien Croutons oder als Beilage zu frischem Gemüse wie Karotten oder Sellerie genießen.

Diese köstliche Creme aus schwarzen Oliven und Kapern ist glutenfrei und bietet eine Explosion mediterraner Aromen. Die entkernten schwarzen Oliven sorgen für einen intensiven und salzigen Geschmack, während die Kapern für eine herzhafte und leicht würzige Note sorgen. Wenn Sardellen verwendet werden, sorgen sie für eine noch schmackhaftere Note. Sie können das Rezept individuell anpassen, indem Sie die Zutatenmengen anpassen oder andere Gewürze und Kräuter nach Ihren Wünschen hinzufügen.

Zucchini-Ricotta-Pfannkuchen

Zutaten:

- 2 Zucchini;
- 100 g Hüttenkäse;
- 2 Eier;
- Glutenfreier geriebener Käse (wie Parmesan oder Pecorino);
- 50 g Reis- oder Maismehl (glutenfrei);
- Knoblauch (optional);
- Gehackte frische Petersilie;
- Salz und Pfeffer;
- Extra natives Olivenöl (zum Braten).

Vorbereitung:

Zutaten vorbereiten: Zucchini waschen und fein reiben. Wenn Sie möchten, können Sie sie in Julienne-Streifen oder kleine Würfel schneiden. In einer Schüssel den Ricotta mit den Eiern und dem geriebenen Käse vermischen und nach Belieben etwas gehackten Knoblauch hinzufügen.

Kombinieren Sie die Zucchini: Geben Sie die geriebene (oder gehackte) Zucchini mit der Ricotta-Ei-Mischung in die Schüssel. Fügen Sie außerdem die gehackte frische Petersilie, Salz und Pfeffer hinzu und schmecken Sie ab. Alle Zutaten gut vermischen, bis eine homogene Masse entsteht.

Mehl hinzufügen: Nach und nach das Reis- oder Maismehl zur Zucchini-Ricotta-Mischung geben und gut verrühren, bis eine teigige, aber nicht zu dicke Konsistenz entsteht.

Öl erhitzen: In einer Bratpfanne reichlich natives Olivenöl extra erhitzen, bis es die Brattemperatur erreicht (ca. 170–180 °C).

Die Pfannkuchen ausbacken: Mit einem Löffel eine kleine Menge des Teigs nehmen und vorsichtig in das heiße Öl gießen, sodass ein Pfannkuchen entsteht. Die Pfannkuchen nacheinander unter vorsichtigem Wenden braten, bis sie auf beiden Seiten goldbraun und knusprig sind.

Abtropfen lassen und trocknen: Lassen Sie die Pfannkuchen auf saugfähigem Papier abtropfen, um überschüssiges Öl zu entfernen.

Servieren und genießen: Die Zucchini-Ricotta-Küchlein sind fertig zum Genießen. Sie können sie heiß als Vorspeise oder Hauptgericht servieren, begleitet von einer Tomatensauce oder Joghurtsauce.

Diese Pfannkuchen sind glutenfrei und bieten eine sehr schöne Geschmacks- und Texturkombination. Der Ricotta sorgt für eine cremige und zarte Note, während die Zucchini für Frische und einen pflanzlichen Geschmack sorgen. Sie können das Rezept individuell anpassen, indem Sie nach Ihrem Geschmack weitere Gewürze oder Kräuter hinzufügen.

Tomaten-, Gurken- und Olivensalat

Zutaten:

- 4 reife Tomaten;
- 2 Gurken;
- 100 g entkernte schwarze Oliven;
- Rote Zwiebel (optional);
- Frischer Basilikum;
- Natives Olivenöl extra;
- Balsamico-Essig (optional);
- Salz und Pfeffer.

Vorbereitung:

Bereiten Sie die Zutaten vor: Waschen Sie die Tomaten und schneiden Sie sie je nach Geschmack in Scheiben oder Würfel. Die Gurken in dünne Scheiben schneiden. Wenn Sie möchten, können Sie die rote Zwiebel in feine Scheiben schneiden.

Den Salat zusammenstellen: In einer großen Schüssel Tomaten, Gurken und entkernte schwarze Oliven vermischen. Wenn Sie rote Zwiebeln verwenden, geben Sie diese ebenfalls in die Schüssel.

Würze: Etwas gehacktes frisches Basilikum über die Zutaten geben. Den Salat mit einem großzügigen Schuss nativem Olivenöl extra und, wenn Sie möchten, ein paar Tropfen Balsamico-Essig würzen. Mit Salz und Pfeffer abschmecken.

Mischen: Alle Zutaten in der Schüssel vorsichtig vermischen, um die Gewürze gut zu verteilen.

Servieren und genießen: Der Tomaten-Gurken-Oliven-Salat ist servierfertig. Sie können diesen frischen Salat mit Fleisch, Fisch oder glutenfreiem Brot zu einer kompletten Mahlzeit begleiten.

Dieser Salat ist glutenfrei und bietet eine Kombination aus frischen und mediterranen Aromen. Die reifen Tomaten sorgen für einen süßen und saftigen Geschmack, die Gurken sorgen für Frische und Knusprigkeit, während die schwarzen Oliven für eine salzige und herzhafte Note sorgen. Frischer Basilikum und natives Olivenöl extra runden das Gericht mit einer frischen und geschmackvollen Note ab. Sie können das Rezept individuell anpassen, indem Sie weitere Zutaten wie Paprika oder Kapern nach Ihren Wünschen hinzufügen.

Crostini mit Basilikumpesto und Kirschtomaten

Zutaten:

- 8 Scheiben glutenfreies Brot (z. B. Maisbrot oder Reisbrot);
- Frischer Basilikum;
- 100 g Kirschtomaten;
- 30 g Pinienkerne;
- 30 g glutenfreier geriebener Käse (z. B. Parmesan oder Pecorino) optional;
- Knoblauch (optional);
- Natives Olivenöl extra;
- Salz und Pfeffer.

Vorbereitung:

Bereiten Sie die Zutaten vor: Waschen und trocknen Sie das frische Basilikum und die Kirschtomaten. Das Basilikum fein hacken und die Kirschtomaten halbieren.

Pesto zubereiten: In einem Mixer oder Mixer frisches Basilikum, Pinienkerne, geriebenen Käse (falls verwendet), etwas Knoblauch (falls gewünscht), Salz und Pfeffer vermischen. Alles vermischen und nach und nach natives Olivenöl extra hinzufügen, bis eine cremige und homogene Konsistenz entsteht.

Brot toasten: Die glutenfreien Brotscheiben leicht rösten, bis sie knusprig sind.

Pesto verteilen: Eine Schicht Basilikumpesto auf die gerösteten Brotscheiben streichen.

Kirschtomaten dazugeben: Ein paar halbierte Kirschtomaten auf dem Pesto anrichten.

Garnierung (optional): Wenn Sie möchten, können Sie zum Dekorieren einen Spritzer natives Olivenöl extra und ein paar frische Basilikumblätter hinzufügen.

Servieren und genießen: Die Croutons mit Basilikumpesto und Kirschtomaten sind servierfertig. Sie können als Vorspeise oder als Snack beim Aperitif genossen werden.

Diese Croutons sind glutenfrei und bieten eine Kombination aus frischen und aromatischen Aromen. Das Basilikumpesto bietet eine frische Note und den charakteristischen Geschmack aromatischer Kräuter, während die Kirschtomaten für eine angenehme Süße und Saftigkeit sorgen. Die Pinienkerne verleihen dem Pesto eine schöne knusprige Konsistenz. Wenn Sie möchten, können Sie das Rezept anpassen, indem Sie weitere Zutaten wie entkernte schwarze Oliven oder zerbröckelten Ziegenkäse hinzufügen.

Gegrillte Hähnchen- und Gemüsespieße

Zutaten:

- 400 g Hähnchenbrust ohne Haut und Knochen, in Würfel geschnitten;
- 100 g Paprika in verschiedenen Farben (rot, gelb und grün), in Stücke geschnitten;
- 1 rote Zwiebel, in Spalten geschnitten;
- 2 Zucchini, in dicke Scheiben geschnitten;
- 100 g Champignons (optional), halbiert;
- Natives Olivenöl extra;
- Zitronensaft;
- Salz und Pfeffer;
- Gewürze Ihrer Wahl (z. B. Oregano, Knoblauchpulver oder Paprika).

Vorbereitung:

Bereiten Sie die Zutaten vor: Schneiden Sie die Hähnchenbrust in Würfel der gewünschten Größe. Die Paprika in Stücke, die rote Zwiebel in Spalten und die Zucchini in Scheiben schneiden. Wenn Sie Champignons verwenden, schneiden Sie diese in zwei Hälften.

Setzen Sie die Spieße zusammen: Nehmen Sie einige Holz- oder Metallspieße und fädeln Sie die Hähnchenwürfel abwechselnd mit den Paprika-, Zwiebel-, Zucchini- und Pilzstücken ein, falls Sie diese verwenden. Sie können verschiedene Farb- und Geschmackskombinationen kreieren, um die Spieße noch verlockender zu machen.

Würzen: In einer Schüssel das native Olivenöl extra mit etwas Zitronensaft und den Gewürzen nach Geschmack vermischen. Bestreichen Sie die Spieße mit dieser Marinade und achten Sie darauf, dass das Gemüse und das Hähnchen gut bedeckt sind.

Grillen Sie die Kebabs: Erhitzen Sie den Grill oder die beschichtete Grillplatte und garen Sie die Kebabs bei mittlerer bis hoher Hitze unter gelegentlichem Wenden, bis das Hähnchen gar ist und das Gemüse zart und leicht verkohlt ist.

Servieren und genießen: Die gegrillten Hähnchen- und Gemüsespieße sind servierfertig. Sie können sie mit einer Joghurtsauce oder einem Beilagensalat begleiten, um die Mahlzeit abzurunden.

Dieses Gericht ist glutenfrei und bietet eine Kombination aus saftigen und herzhaften Aromen. Das Hähnchen passt perfekt zum bunten Gemüse und ergibt einen leckeren und gesunden Döner. Sie können die Marinade mit anderen Gewürzen oder Kräutern nach Ihren Wünschen anpassen. Gegrillte Hähnchen- und Gemüsespieße sind eine tolle Option für alle, die sich glutenfrei ernähren und gesunde und schmackhafte Gerichte mögen.

Mit Käse und getrockneten Tomaten gefüllte Auberginen

Zutaten:

- 2 große Auberginen;
- 100 g glutenfreier Frischkäse (z. B. Mozzarella oder Provola), in Würfel geschnitten;
- 50 g getrocknete Tomaten (in heißem Wasser eingeweicht und abgetropft), in kleine Stücke geschnitten;
- Glutenfreie Semmelbrösel (Sie finden sie in einigen Geschäften für glutenfreie Lebensmittel oder können sie zu Hause mit fein gehacktem glutenfreiem Brot zubereiten);
- Gehackte frische Petersilie;
- Natives Olivenöl extra;
- Salz und Pfeffer.

Vorbereitung:

Bereiten Sie die Auberginen vor: Schneiden Sie die Auberginen der Länge nach in zwei Hälften. Mit Hilfe eines Teelöffels vorsichtig das Auberginenmark ausleeren, so dass eine leere „Schale" zum Füllen entsteht. Achten Sie darauf, dass die Aubergine genügend dick bleibt, um die Struktur zu erhalten.

Das Auberginenfleisch hacken: Das entfernte Auberginenfleisch fein hacken und beiseite stellen. Sie können damit eine Soße zubereiten oder zur Füllung hinzufügen.

Bereiten Sie die Füllung vor: In einer Schüssel den gewürfelten Käse mit den sonnengetrockneten Tomatenstücken und etwas gehackter frischer Petersilie vermischen. Das gehackte Auberginenmark, Salz und Pfeffer nach Geschmack hinzufügen. Alle Zutaten gut vermischen, bis eine homogene Füllung entsteht.

Füllen Sie die Auberginen: Nehmen Sie eine großzügige Menge der vorbereiteten Füllung, füllen Sie die Auberginenhälften damit und drücken Sie die Mischung fest in die leere „Schale".

Mit den Semmelbröseln bestreuen: Die Oberfläche der gefüllten Auberginen mit den glutenfreien Semmelbröseln bestäuben und leicht andrücken, damit sie haften.

Im Ofen backen: Die gefüllten Auberginen auf einem mit Backpapier ausgelegten Backblech anrichten. Beträufeln Sie sie mit einem Schuss nativem Olivenöl extra. Die Auberginen im vorgeheizten Backofen bei 180 °C etwa 25–30 Minuten garen, bis sie goldbraun sind und der Käse geschmolzen ist.

Servieren und genießen: Die mit Käse und getrockneten Tomaten gefüllten Auberginen sind servierfertig. Sie können sie mit einem frischen Salat oder glutenfreiem Brot für eine komplette Mahlzeit begleiten.

Dieses Gericht ist glutenfrei und bietet eine Kombination aus saftigen und herzhaften Aromen. Der faserige Käse vermischt sich mit den getrockneten Tomaten und ergibt eine reichhaltige und schmackhafte Füllung für die Auberginen. Sie können das Rezept individuell anpassen, indem Sie nach Ihrem Geschmack weitere Gewürze oder Kräuter hinzufügen. Mit Käse und getrockneten Tomaten gefüllte Auberginen sind eine Delikatesse für Menschen, die sich glutenfrei ernähren und Gemüse und Käse lieben.

Reisbällchen mit Fleischsauce

Zutaten für das Risotto:

- 300 g Reis (vorzugsweise Kurzkornreis, wie Carnaroli oder Arborio);
- Fleisch- oder Gemüsebrühe (glutenfrei);
- 1 Zwiebel;
- Butter (oder natives Olivenöl extra);
- Trockener Weißwein (optional);
- 50 g glutenfreier geriebener Käse (z. B. Parmesan oder Pecorino);
- Salz und Pfeffer.

Zutaten für die Fleischsoße:

- 200 g Hackfleisch (Rind, Schwein oder gemischt);
- 400 g Tomatenpüree (auf Glutenfreiheit achten);
- 1 Zwiebel;
- 1 Karotte;
- 1 Sellerie;
- Rotwein (optional);
- Natives Olivenöl extra;
- Salz und Pfeffer;
- Getrockneter Oregano oder andere Kräuter (optional).

Zutaten zum Panieren und Braten:

- 1 Ei;
- Glutenfreie Semmelbrösel;
- Sonnenblumen- oder Erdnussöl (zum Braten).

Vorbereitung:

Bereiten Sie die Fleischsauce zu: In einem Topf die fein gehackte Zwiebel, Karotte und Sellerie mit etwas nativem Olivenöl extra anbraten. Das Hackfleisch dazugeben und anbraten. Nach Belieben mit etwas Rotwein ablöschen. Tomatenpüree, Salz und Pfeffer nach Geschmack hinzufügen und nach Belieben etwas getrockneten Oregano oder andere aromatische Kräuter hinzufügen. Bei schwacher Hitze mindestens 30–40 Minuten kochen lassen, bis die Fleischsauce eingedickt ist und die Aromen gut vermischt sind.

Risotto zubereiten: In einem anderen Topf das Risotto zubereiten. Die fein gehackte Zwiebel in Butter oder nativem Olivenöl extra anbraten. Den Reis dazugeben und leicht anrösten. Nach Belieben mit etwas trockenem Weißwein ablöschen. Nach und nach die heiße Brühe (oder Wasser) hinzufügen und den Reis weiterrühren, bis er al dente ist. Nach Geschmack geriebenen Käse, Salz und Pfeffer hinzufügen. Lassen Sie das Risotto abkühlen.

Die Arancini zusammenstellen: Eine kleine Menge Risotto in die Hand nehmen und in der Mitte eine kleine Mulde formen. Füllen Sie es mit einer großzügigen Menge Fleischsoße. Den Hohlraum mit mehr Risotto gut verschließen und den Arancino mit den Händen verdichten, um ihm eine runde Form zu geben.

Panieren: Tauchen Sie die Arancini in das Reis- oder Maismehl, dann in das geschlagene Ei und schließlich in die glutenfreien Semmelbrösel und drücken Sie sie gut an, damit die Panade festklebt.

Arancini frittieren: Reichlich Sonnenblumen- oder Erdnussöl in einem Topf oder einer Fritteuse erhitzen. Wenn das Öl die

Brattemperatur erreicht hat (ca. 170–180 °C), braten Sie die Arancini nacheinander an, bis sie goldbraun und knusprig sind.

Abgießen und servieren: Die Arancini auf saugfähigem Papier abtropfen lassen, um überschüssiges Öl zu entfernen. Servieren Sie sie heiß, vielleicht mit einer Tomatensauce oder aromatisierter Mayonnaise.

Arancini-Reisbällchen mit Fleischsauce sind ein leckeres Gericht, das Jung und Alt gleichermaßen schätzen. Sie können sie als Vorspeise, Vorspeise oder Hauptgericht genießen. Die Kombination aus cremigem Reis und herzhafter Fleischsauce macht sie unwiderstehlich. Denken Sie daran, glutenfreie Zutaten zu verwenden, um sicherzustellen, dass diese für eine glutenfreie Ernährung geeignet sind.

Artischocken-Pecorino-Flans

Zutaten:

- 4 frische Artischocken;
- 50 g geriebener Pecorino-Käse (glutenfrei);
- 2 Eier;
- Kochsahne (glutenfrei);
- Gehackte frische Petersilie;
- Knoblauch (optional);
- Salz und Pfeffer;
- 20 g Butter (oder natives Olivenöl extra) zum Einfetten der Formen.

Vorbereitung:

Bereiten Sie die Artischocken vor: Entfernen Sie die härteren äußeren Blätter der Artischocken, bis Sie die zarten Teile erreichen. Schneiden Sie die Spitzen der Artischocken ab und entfernen Sie die Blattspitzen. Die Artischocken in dünne Scheiben schneiden und beiseite stellen.

Artischocken anbraten: In einer Pfanne etwas Butter oder natives Olivenöl extra erhitzen und die gehackten Artischocken hinzufügen. Wenn Sie möchten, können Sie für zusätzlichen Geschmack auch eine gehackte Knoblauchzehe hinzufügen. Die Artischocken bei mittlerer Hitze anbraten, bis sie weich und leicht gebräunt sind. Mit Salz und Pfeffer abschmecken. Die Artischocken etwas abkühlen lassen.

Machen Sie die Ei-Sahne-Mischung: In einer Schüssel die Eier mit der Sahne verquirlen. Den geriebenen Pecorino und die gehackte

Petersilie hinzufügen. Gut vermischen, bis eine homogene Masse entsteht. Mit Salz und Pfeffer abschmecken.

Stellen Sie die Torten zusammen: Fetten Sie die Ofenformen mit Butter oder nativem Olivenöl extra ein. Den Boden mit einer kleinen Menge gebratener Artischocken belegen. Die Ei-Sahne-Mischung darübergießen, bis die Auflaufförmchen zu etwa 3/4 gefüllt sind.

Die Torten zubereiten: Stellen Sie die Förmchen in einen Topf und füllen Sie ihn bis zur halben Höhe der Förmchen mit heißem Wasser (Wasserbad). Backen Sie die Flans im vorgeheizten Ofen bei 180 °C etwa 20–25 Minuten lang oder bis sie an der Oberfläche goldbraun und luftig sind.

Umdrehen und servieren: Sobald die Flans fertig sind, lassen Sie sie etwas abkühlen, bevor Sie sie vorsichtig herausdrehen und servieren. Sie können sie heiß oder bei Zimmertemperatur genießen.

Die Artischocken-Pecorino-Flans sind ein glutenfreier Genuss, perfekt für alle, die eine Diät ohne dieses Protein einhalten oder einfach für alle, die die authentischen Aromen der mediterranen Küche lieben. Der geriebene Pecorino verleiht dem Gericht eine schmackhafte Note, während die Artischocken dem Gericht einen delikaten Geschmack und eine angenehme Textur verleihen. Sie können diese Flans mit einem frischen Salat oder glutenfreiem Brot für eine komplette Mahlzeit begleiten.

Kartoffel-Käse-Kroketten

Zutaten:

- 500 g Kartoffeln;
- 100 g Pasta-Filata-Käse (z. B. Mozzarella oder Provola), gewürfelt oder gerieben;
- 50 g glutenfreier geriebener Käse (z. B. Parmesan oder Pecorino);
- 2 Eier (geschlagen);
- Glutenfreie Semmelbrösel;
- Gehackte frische Petersilie;
- Salz und Pfeffer;
- Extra natives Olivenöl (zum Braten).

Vorbereitung:

Kartoffeln kochen: Kartoffeln schälen und in reichlich Salzwasser kochen, bis sie weich sind. Abgießen und etwas abkühlen lassen.

Kartoffeln zerdrücken: Die gekochten Kartoffeln mit einem Kartoffelstampfer oder einer Gabel zerdrücken, bis ein glattes, klumpenfreies Püree entsteht.

Käse und Petersilie hinzufügen: Den gewürfelten oder geriebenen Käse, den geriebenen glutenfreien Käse und die gehackte Petersilie zum Kartoffelpüree geben. Gut vermischen, bis alle Zutaten eingearbeitet sind.

Kroketten formen: Nehmen Sie eine kleine Menge Kartoffel-Käse-Teig und formen Sie daraus runde oder ovale Kroketten. Sie können ihnen jede gewünschte Größe und Form geben.

Kroketten panieren: Tauchen Sie die Kroketten zuerst in die geschlagenen Eier und dann in die glutenfreien Semmelbrösel und drücken Sie sie leicht an, damit die Panade festklebt.

Kroketten anbraten: Reichlich natives Olivenöl extra in einer Pfanne erhitzen. Wenn das Öl die Frittiertemperatur (ca. 170–180 °C) erreicht hat, braten Sie die Kroketten nach und nach unter vorsichtigem Wenden mit einem Schaumlöffel an, bis sie auf beiden Seiten goldbraun und knusprig sind.

Abtropfen lassen und servieren: Auf saugfähigem Papier abtropfen lassen, um überschüssiges Öl zu entfernen.

Servieren und genießen: Die Kartoffel-Käse-Kroketten sind servierfertig. Sie können sie mit einer Tomatensauce oder einer aromatisierten Mayonnaise begleiten.

Diese Kroketten sind glutenfrei und bieten eine Kombination aus cremigen Aromen und klebrigem Käse mit einer köstlichen knusprigen Kruste. Sie erfreuen Jung und Alt und können als Vorspeise oder Beilage zu jedem Anlass genossen werden. Sie können das Rezept individuell anpassen, indem Sie nach Ihrem Geschmack weitere Gewürze oder Kräuter hinzufügen. Kartoffel-Käse-Kroketten sind eine echte Delikatesse für Menschen, die sich glutenfrei ernähren, und für alle Krokettenliebhaber.

Mini-Omeletts mit aromatischen Kräutern

Zutaten:

- 6 Eier;
- 50 ml Milch (oder Sahne, wenn Sie ein cremigeres Omelett bevorzugen);
- Gehackte frische Kräuter (Sie können Petersilie, Basilikum, Schnittlauch, Oregano, Thymian, Rosmarin usw. verwenden);
- Glutenfreier geriebener Käse (wie Parmesan oder Pecorino);
- Salz und Pfeffer;
- Butter oder natives Olivenöl extra zum Einfetten der Pfanne.

Vorbereitung:

Bereiten Sie die Kräuter vor: Waschen Sie die frischen Kräuter, die Sie verwenden möchten, und hacken Sie sie fein. Sie können ein einzelnes Kraut auswählen oder mehrere Kräuter kombinieren, um eine Geschmacksmischung zu erhalten.

Bereiten Sie die Eiermischung vor: In einer Schüssel die Eier mit der Milch (oder Sahne) verquirlen, bis eine glatte Masse entsteht. Die gehackten Kräuter und eine großzügige Menge geriebenen Käse hinzufügen. Gut vermischen und mit Salz und Pfeffer abschmecken.

Pfanne erhitzen: Eine beschichtete Pfanne mit Butter oder nativem Olivenöl extra einfetten und bei mittlerer Hitze erhitzen.

Den Teig einfüllen: Eine kleine Menge Eier-Kräuter-Teig in die Pfanne gießen, so dass Mini-Omeletts mit einem Durchmesser von etwa 5–7 cm entstehen. Je nach Größe Ihrer Pfanne können Sie sie einzeln oder mehrere Omeletts gleichzeitig zubereiten.

Kochen Sie die Omeletts: Lassen Sie die Omeletts bei mittlerer bis niedriger Hitze kochen, bis sie an den Rändern gut fest sind und die Oberfläche leicht trocken ist. Sie können die Pfanne mit einem Deckel abdecken, damit auch die Oberseite gleichmäßig gart.

Omeletts umdrehen: Drehen Sie die Omeletts mit einem Spatel um und braten Sie sie auf der anderen Seite, bis sie durchgegart und leicht gebräunt sind.

Abgießen und servieren: Lassen Sie die Omelettes auf saugfähigem Papier abtropfen, um überschüssiges Öl zu entfernen. Heiß oder bei Zimmertemperatur servieren, als Vorspeise oder Vorspeise.

Diese Mini-Kräuteromeletts sind glutenfrei und bieten eine Mischung aus frischen und aromatischen Aromen. Sie können das Rezept individuell gestalten, indem Sie Ihre Lieblingskräuter verwenden oder andere Zutaten wie Gemüsestücke oder Käse hinzufügen. Sie sind eine großartige Option für diejenigen, die sich glutenfrei ernähren und ein leckeres und einfach zuzubereitendes Gericht suchen.

Frische Obstspieße

Zutaten:

- 500 g frisches Obst Ihrer Wahl (z. B. Erdbeeren, Weintrauben, Ananas, Kiwis, Melonen, Pfirsiche, Mangos, Bananen, Blaubeeren, Himbeeren usw.);
- Zitronensaft;
- Zucker (optional);
- 4 Holzstäbchen für die Spieße.

Vorbereitung:

Bereiten Sie die Früchte vor: Schälen Sie die Früchte und schneiden Sie sie in gleich große Stücke, damit Sie sie leicht auf Spieße stecken können. Je nach Vorliebe können Sie die Früchte in Würfel, Scheiben oder größere Stücke schneiden.

Würzen Sie Ihr Obst: Wenn Ihr ausgewähltes Obst dazu neigt, schnell schwarz zu werden oder zu oxidieren, können Sie es mit etwas Zitronensaft beträufeln, damit es frisch und farbenfroh bleibt. Wenn Sie eine süßere Note wünschen, können Sie etwas Zucker auf die Früchte streuen. Dieser Schritt ist jedoch völlig optional und hängt von der natürlichen Süße der Früchte und Ihrem Geschmack ab.

Spieße zusammenstecken: Nehmen Sie die Holzstäbchen für die Spieße und fädeln Sie die Früchte auf die Enden. Sie können verschiedene Obstsorten abwechseln, um farbenfrohe und verlockende Spieße zu kreieren.

Servieren und genießen: Die frischen Obstspieße sind servierfertig. Sie können sie auf einem Servierteller anrichten und als leichtes und erfrischendes Dessert präsentieren. Wenn

Sie möchten, können Sie die Spieße mit einer dunklen Schokoladensauce oder einer Joghurtsauce für eine zusätzliche Süße servieren.

Diese frischen Obstspieße sind glutenfrei und bieten eine schöne Kombination aus süßen und saftigen Aromen. Die Vielfalt an bunten Früchten macht dieses Dessert einladend und für alle Jahreszeiten geeignet. Sie können das Rezept mit saisonalen Früchten oder Ihren persönlichen Vorlieben anpassen. Auch für Menschen, die sich glutenfrei ernähren und ein leckeres, leichtes Dessert genießen möchten, sind frische Obstspiesse eine gesunde Wahl.

Brötchen mit Schinken und Ziegenkäse

Zutaten:

- 8 Scheiben Rohschinken (glutenfrei);
- 150 g frischer Ziegenkäse;
- Rucola (oder anderes Blattgemüse wie Spinat oder Salat);
- Walnüsse oder gehackte Mandeln (optional);
- Gemahlener schwarzer Pfeffer;
- Natives Olivenöl extra;
- Küchengarn oder Zahnstocher (zum Verschließen der Rollen).

Vorbereitung:

Ziegenkäse zubereiten: Wenn der Ziegenkäse in einem Block vorliegt, schneiden Sie ihn in Scheiben oder Stücke. Sie können dem Käse auch etwas gemahlenen schwarzen Pfeffer hinzufügen, um ihn zu würzen.

Stellen Sie die Rollatini zusammen: Nehmen Sie eine Scheibe Rohschinken und legen Sie sie auf ein Schneidebrett oder eine ebene Fläche. Geben Sie eine kleine Menge Ziegenkäse auf die Prosciutto-Scheibe und anschließend ein paar Rucolablätter. Wenn Sie möchten, können Sie es mit gehackten Walnüssen oder Mandeln bestreuen, um ihm eine knackige Note zu verleihen.

Schinkenrolle: Rollen Sie den Schinken vorsichtig um den Ziegenkäse und den Rucola herum, sodass eine feste Rolle entsteht. Wenn Sie Schwierigkeiten haben, die Rollen zu schließen, können Sie sie mit Küchengarn oder Zahnstochern zusammenhalten.

Wiederholen Sie den Vorgang: Wiederholen Sie den Vorgang mit allen Schinkenscheiben und Ziegenkäse, bis Ihnen die Zutaten ausgehen.

Würzen Sie die Rollatini: Geben Sie einen Spritzer natives Olivenöl extra auf die Rollatini, um sie noch schmackhafter zu machen.

Servieren und genießen: Die Schinken-Ziegenkäse-Brötchen sind servierfertig. Sie können sie auf einem Servierteller anrichten und als Vorspeise oder Snack zum Aperitif präsentieren. Sie können die Rollatini mit Oliven, Kirschtomaten oder glutenfreien Brotscheiben begleiten, um das Gericht abzurunden.

Diese Brötchen sind glutenfrei und bieten eine Kombination aus köstlichen und raffinierten Aromen. Die Cremigkeit des Ziegenkäses passt perfekt zum salzigen Geschmack des Rohschinkens. Sie können das Rezept individuell anpassen, indem Sie andere Käsesorten verwenden oder anderes aromatisches Gemüse nach Ihren Wünschen hinzufügen. Die Schinken-Ziegenkäse-Brötchen sind eine ausgezeichnete Wahl für diejenigen, die sich glutenfrei ernähren und für alle, die köstlichen Geschmack und einfache Zubereitung lieben.

Zucchini-Minz-Suppe

Zutaten:

- 600 g frische Zucchini;
- 1 Kartoffel;
- 1 Zwiebel;
- 500 ml Gemüsebrühe (oder Wasser);
- frische Minzblätter;
- Natives Olivenöl extra;
- Salz und Pfeffer;
- Kochsahne (optional, für eine cremigere Variante);
- Geröstete Mandelblättchen (zum Garnieren, optional).

Vorbereitung:

Bereiten Sie die Zutaten vor: Waschen Sie die Zucchini und die Kartoffeln (falls verwendet) und schneiden Sie sie in grobe Stücke. Die Zwiebel fein hacken.

Zwiebel anbraten: In einem Topf etwas natives Olivenöl extra erhitzen und die gehackte Zwiebel bei mittlerer Hitze glasig anbraten.

Zucchini und Kartoffeln kochen: Zucchini (und Kartoffeln, falls verwendet) zu den sautierten Zwiebeln geben und einige Minuten anbraten. So viel Gemüsebrühe oder Wasser hinzufügen, dass das Gemüse bedeckt ist, und zum Kochen bringen. Dann die Hitze reduzieren und bei mittlerer bis niedriger Hitze kochen, bis die Zucchini und Kartoffeln zart und gar sind.

Die samtige Suppe pürieren: Sobald das Gemüse gar ist, alles mit einem Stabmixer oder in einem Mixer mixen, bis eine samtige und homogene Konsistenz entsteht. Passen Sie die Konsistenz an, indem Sie bei Bedarf mehr Gemüsebrühe oder Wasser hinzufügen.

Fügen Sie die Minzblätter hinzu: Waschen Sie die frischen Minzblätter, trocknen Sie sie ab und geben Sie sie in die Suppe. Alles noch einmal mixen, um die Minze in die Mischung einzuarbeiten.

Passen Sie den Geschmack an: Mit Salz und Pfeffer abschmecken. Wenn Sie eine cremigere, samtigere Konsistenz wünschen, können Sie etwas Kochsahne hinzufügen und gut verrühren.

Servieren und garnieren: Gießen Sie die Zucchini-Minz-Suppe in Schüsseln oder einzelne Teller und garnieren Sie sie mit gerösteten Mandelblättchen für eine knusprige und dekorative Note. Für eine auffällige Präsentation können Sie auch einige frische Minzblätter hinzufügen.

Die Zucchini-Minz-Suppe ist ein glutenfreies Gericht, das sich auch für diejenigen eignet, die eine Diät ohne dieses Protein einhalten. Sie können es in den kältesten Jahreszeiten heiß oder an Sommertagen kalt genießen. Diese Suppe ist ein wahrer Genuss für Liebhaber von Zucchini und der Frische der Minze.

Lachs- und Kartoffelkroketten

Zutaten:

- Frischer Lachs oder Makrele (ohne Haut und Gräten) – 300 g;
- Kartoffeln – 2 mittelgroß;
- Ei – 1;
- gehackte frische Petersilie – 2-3 Esslöffel;
- Schalotten oder Frühlingszwiebeln (nach Wahl) – 1 klein;
- abgeriebene Zitronenschale – von 1/2 Zitrone;
- Salz und Pfeffer;
- Glutenfreie Semmelbrösel;
- Extra natives Olivenöl (zum Braten).

Vorbereitung:

Kartoffeln kochen: Die Kartoffeln in der Schale in reichlich Salzwasser kochen, bis sie weich sind. Abgießen, schälen und mit einem Kartoffelstampfer oder einer Gabel zerdrücken, bis ein glattes Püree entsteht. Lassen Sie sie abkühlen.

Kocht Lachs: Lachs oder Makrele dämpfen oder im Ofen mit einer Gabel garen, bis er gar ist und sich leicht zerkleinern lässt.

Den Teig zubereiten: In einer Schüssel Kartoffelpüree, zerbröckelten Lachs, geschlagenes Ei, gehackte Petersilie, Schalotten oder gehackte Frühlingszwiebeln, geriebene Zitronenschale, Salz und Pfeffer vermischen. Gut vermischen, bis ein homogener Teig entsteht.

Kroketten formen: Nehmen Sie eine kleine Menge Teig und formen Sie daraus runde oder ovale Kroketten. Sie können ihnen jede gewünschte Größe und Form geben.

Kroketten panieren: Die Kroketten in den glutenfreien Semmelbröseln wälzen und leicht andrücken, damit die Panade festklebt.

Kroketten anbraten: Reichlich natives Olivenöl extra in einer Pfanne erhitzen. Wenn das Öl die Frittiertemperatur (ca. 170–180 °C) erreicht hat, braten Sie die Kroketten nach und nach unter vorsichtigem Wenden mit einem Schaumlöffel an, bis sie auf beiden Seiten goldbraun und knusprig sind.

Abgießen und servieren: Die Kroketten auf saugfähigem Papier abtropfen lassen, um überschüssiges Öl zu entfernen.

Servieren und genießen: Die Lachs-Kartoffel-Kroketten sind servierfertig. Sie können sie mit einer Joghurtsauce oder einer aromatisierten Mayonnaisesauce begleiten, um ihnen einen Hauch von Frische zu verleihen. Sie können sie als Vorspeise, Hauptgericht oder Teil eines Buffets servieren.

Diese Kroketten sind glutenfrei und bieten eine Kombination aus dem cremigen und herzhaften Geschmack von Lachs mit der Weichheit von Kartoffeln. Sie sind perfekt für diejenigen, die sich glutenfrei ernähren und für alle Fischliebhaber. Sie können das Rezept individuell anpassen, indem Sie nach Ihrem Geschmack weitere Gewürze oder Kräuter hinzufügen. Lachs- und Kartoffelkroketten sind eine ausgezeichnete Wahl für eine köstliche und schmackhafte Mahlzeit.

Kürbis-Ricotta-Flans

Zutaten:

- Kürbis (ca. 500 g);
- Frischer Ricotta (glutenfrei) – 250 g;
- Eier – 2;
- Glutenfreier geriebener Käse (wie Parmesan oder Pecorino) – 50 g;
- Muskatnuss (optional);
- Salz und Pfeffer;
- Butter oder natives Olivenöl extra zum Einfetten der Formen.

Vorbereitung:

Den Kürbis vorbereiten: Den Kürbis schälen und in Würfel schneiden. In kochendem Salzwasser kochen, bis es weich ist. Abgießen und abkühlen lassen.

Den Kürbis zerdrücken: Den gekochten Kürbis mit einem Kartoffelstampfer oder einer Gabel zerdrücken, bis ein glattes, klumpenfreies Püree entsteht.

Den Teig zubereiten: In einer Schüssel Kürbispüree, frischen Ricotta, geschlagene Eier, geriebenen Käse, eine Prise Muskatnuss (falls gewünscht) sowie reichlich Salz und Pfeffer vermischen. Gut vermischen, bis ein homogener Teig entsteht.

Stellen Sie die Torten zusammen: Fetten Sie die Ofenformen mit Butter oder nativem Olivenöl extra ein. Den Boden mit einer kleinen Menge der Kürbis-Ricotta-Mischung auslegen.

Die Torten zubereiten: Stellen Sie die Förmchen in einen Topf und füllen Sie ihn bis zur halben Höhe der Förmchen mit heißem Wasser (Wasserbad). Backen Sie die Flans im vorgeheizten Ofen bei 180 °C etwa 20–25 Minuten lang oder bis sie an der Oberfläche goldbraun und luftig sind.

Umdrehen und servieren: Sobald die Flans fertig sind, lassen Sie sie etwas abkühlen, bevor Sie sie vorsichtig herausdrehen und servieren. Sie können sie heiß oder bei Zimmertemperatur genießen.

Kürbis-Ricotta-Flans sind ein glutenfreier Genuss, perfekt für alle, die sich glutenfrei ernähren oder einfach für alle, die die authentischen Aromen der Herbstküche lieben. Die Weichheit des Kürbisses verschmilzt harmonisch mit der Cremigkeit des Ricottas und ergibt ein Gericht mit einem delikaten, aber sättigenden Geschmack. Sie können diese Flans mit einem frischen gemischten Salat oder einer leichten Soße für eine komplette Mahlzeit begleiten.

Artischocken-Carpaccio mit Parmesan und Zitrone

Zutaten:

- Frische Artischocken (2-3 große Artischocken);
- geriebener Parmesankäse;
- Zitrone (Saft und abgeriebene Schale);
- Natives Olivenöl extra;
- Salz und Pfeffer;
- Rucola (optional, zum Garnieren).

Vorbereitung:

Bereiten Sie die Artischocken vor: Entfernen Sie die härteren äußeren Blätter der Artischocken, bis Sie die weicheren, klareren Blätter erreichen. Schneiden Sie das Ende des Stiels und das Büschel der Artischocke ab. Artischocken mit einem scharfen Messer in dünne Scheiben schneiden.

Bereiten Sie die Marinade vor: Mischen Sie in einer Schüssel den Zitronensaft und das native Olivenöl extra. Die abgeriebene Zitronenschale, Salz und Pfeffer hinzufügen. Gut vermischen, sodass eine Marinade entsteht.

Artischockenmarinade: Geben Sie die Artischockenscheiben in die Schüssel mit der Marinade und rühren Sie vorsichtig um, sodass alle Scheiben bedeckt sind. Lassen Sie die Artischocken mindestens 15–20 Minuten marinieren, damit sie die Aromen der Marinade aufnehmen können.

Stellen Sie das Carpaccio zusammen: Nehmen Sie eine Servierplatte und stellen Sie das Carpaccio zusammen, indem Sie die marinierten Artischockenscheiben gleichmäßig auf dem Teller verteilen.

Garnierung und Würze: Großzügig mit geriebenem Parmesan über die Artischocken streuen. Wenn Sie möchten, können Sie für einen Hauch von Farbe und Frische etwas frischen Rucola hinzufügen.

Servieren und genießen: Artischocken-Carpaccio mit Parmesan und Zitrone ist servierfertig. Sie können es als Vorspeise oder mit anderen Gerichten zu einer kompletten Mahlzeit genießen.

Dieses Carpaccio ist glutenfrei, perfekt für alle, die sich glutenfrei ernähren. Die Zartheit der Artischocken vermischt sich mit dem intensiven Geschmack des Parmesans und der frischen Note der Zitrone und schafft so eine überraschende Geschmackskombination. Sie können das Rezept individuell anpassen, indem Sie weitere Kräuter oder Zutaten nach Ihren Wünschen hinzufügen. Artischocken-Carpaccio mit Parmesan und Zitrone ist eine großartige Wahl für ein raffiniertes und geschmackvolles gastronomisches Erlebnis.

Kichererbsen-Hummus-Canapés mit Julienne-Gemüse

Zutaten:

- Gekochte Kichererbsen (aus der Dose oder zu Hause gekocht) – 400 g;
- Tahina (Sesampaste) – 2-3 Esslöffel;
- Zitronensaft – 1 bis 2 Zitronen;
- Knoblauch – 1 Zehe (optional);
- Extra natives Olivenöl – 2-3 Esslöffel;
- Salz und Pfeffer;
- Julienned-Gemüse (wie Karotten, Zucchini, Gurken, Paprika usw.);
- Glutenfreies Brot oder Roggenbrotscheiben (wenn Sie möchten);
- Geröstete Sesamkörner (optional, zum Garnieren).

Vorbereitung:

Machen Sie den Hummus: In einem Mixer oder Stabmixer die abgetropften gekochten Kichererbsen, Tahini, Zitronensaft, Knoblauch (falls verwendet), natives Olivenöl extra, Salz und Pfeffer vermischen. Alles verrühren, bis eine glatte und samtige Creme entsteht. Wenn sich der Hummus zu dick anfühlt, können Sie etwas Wasser oder mehr Olivenöl hinzufügen, um die gewünschte Konsistenz zu erreichen.

Bereiten Sie das Gemüse vor: Waschen Sie das Gemüse und schälen Sie es in Julienne-Streifen. Schneiden Sie sie mit einem scharfen Messer oder einer Mandoline in dünne Streifen. Sie können je nach Geschmack das Gemüse verwenden, das Sie bevorzugen oder das Sie zur Verfügung haben.

Bereiten Sie die Canapés zu: Toasten Sie glutenfreies Brot oder Roggenbrotscheiben leicht an. Den Hummus großzügig auf den gerösteten Brotscheiben verteilen.

Garnitur: Die Gemüsestreifen in Julienne-Streifen auf dem Hummus anordnen, so dass eine farbenfrohe und verlockende Schicht entsteht. Sie können die verschiedenen Gemüsesorten schichten oder harmonisch anordnen.

Weitere Garnitur: Wenn Sie möchten, können Sie die Canapés mit einigen gerösteten Sesamkörnern bestreuen, um ihnen einen Hauch von Knusprigkeit und Geschmack zu verleihen.

Servieren und genießen: Die Kichererbsen-Hummus-Canapés mit Julienne-Gemüse sind servierfertig. Sie können sie als Vorspeise, Snack oder Teil eines Buffets genießen.

Diese Canapés sind glutenfrei und ideal für diejenigen, die eine Diät ohne dieses Protein einhalten. Kichererbsen-Hummus bietet eine cremige Proteinbasis, während Julienne-Gemüse dem Gericht Frische und Textur verleiht. Sie können das Rezept individuell anpassen, indem Sie dem Hummus weitere Gewürze oder Kräuter hinzufügen oder verschiedene Gemüsesorten für den Belag verwenden. Kichererbsen-Hummus-Canapés mit Julienne-Gemüse sind eine ausgezeichnete Wahl für ein gesundes und leckeres Gericht.

REZEPTE FÜR ERSTE GÄNGE

Zucchini-Spaghetti mit Basilikumpesto und Pinienkernen

Zutaten:

- Zucchini (2-3 mittelgroße Zucchini);
- Frische Basilikumblätter – etwa 1 Tasse;
- Pinienkerne – 1/4 Tasse;
- geriebener Parmesan (oder veganer Käse für eine vegane Version) – 1/4 Tasse;
- Knoblauch – 1 Zehe (optional);
- Extra natives Olivenöl – 1/2 Tasse;
- Zitronensaft – 1/2 bis 1 Zitrone;
- Salz und Pfeffer;
- Zerbröckelter roter Pfeffer (optional, für einen Hauch von Schärfe).

Vorbereitung:

Zucchini-Spaghetti zubereiten: Die Zucchini waschen und die Enden abschneiden. Schneiden Sie die Zucchini mithilfe eines Spiralschneiders oder eines Kartoffelschälers in dünne Spaghetti- oder Fettuccine-Formen. Wenn Sie möchten, können Sie sie einige Minuten lang in kochendem Wasser leicht blanchieren, um sie weicher zu machen. Sie können sie aber auch roh essen, um eine frischere, knusprigere Variante zu erhalten.

Machen Sie das Basilikumpesto: In einem Mixer oder Mixer Basilikumblätter, Pinienkerne, geriebenen Käse (oder veganen Käse), Knoblauch (falls verwendet), natives Olivenöl extra, Zitronensaft, Salz und Pfeffer vermischen. Alle Zutaten vermischen, bis eine homogene und duftende Creme entsteht.

Wenn Sie möchten, können Sie für den Kick noch ein paar zerstoßene rote Paprikaflocken hinzufügen.

Zucchini-Spaghetti würzen: In einer Schüssel die Zucchini-Spaghetti mit dem Basilikumpesto vermischen, bis das Dressing gleichmäßig auf der gesamten Oberfläche der Zucchini verteilt ist.

Servieren und genießen: Zucchini-Spaghetti mit Basilikumpesto und Pinienkernen sind servierfertig. Für eine dekorative Note können Sie das Gericht mit ein paar frischen Basilikumblättern und einigen zusätzlichen Pinienkernen garnieren.

Dieses Gericht ist glutenfrei, voller Nährstoffe und Geschmack. Die Zucchini-Spaghetti passen perfekt zum Basilikum-Pinienkern-Pesto und ergeben eine Kombination aus frischen und einladenden Aromen. Sie können es als leichten ersten Gang oder als Beilage zu anderen Gerichten genießen. Es ist die perfekte Wahl für gesundes und schmackhaftes Kochen.

Risotto mit Steinpilzen

Zutaten:

- Frische oder getrocknete Steinpilze (ca. 250 g);
- Reis für Risotto (wie Carnaroli oder Arborio) – 320 g;
- Zwiebel oder Schalotte – 1 klein;
- Butter – 2 Esslöffel;
- Extra natives Olivenöl – 2 Esslöffel;
- Gemüsebrühe – 1,2 Liter (ungefähr);
- Trockener Weißwein – 1/2 Tasse;
- geriebener Parmesan – 1/2 Tasse;
- gehackte frische Petersilie – 2-3 Esslöffel;
- Salz und Pfeffer.

Vorbereitung:

Bereiten Sie die Pilze vor: Wenn Sie getrocknete Steinpilze verwenden, müssen Sie diese rehydrieren, indem Sie sie etwa 20 bis 30 Minuten lang in heißem Wasser einweichen. Lassen Sie sie abtropfen und bewahren Sie das Einweichwasser für die Brühe auf. Wenn Sie frische Steinpilze verwenden, wischen Sie diese vorsichtig mit einem feuchten Tuch ab und schneiden Sie sie in Scheiben.

Bereiten Sie die Gemüsebrühe zu: Bringen Sie die Gemüsebrühe in einem Topf zum Kochen und halten Sie sie bei schwacher Hitze heiß, während Sie das Risotto zubereiten.

Die Pilze anbraten: In einer großen Pfanne 1 Esslöffel Butter mit 1 Esslöffel nativem Olivenöl extra schmelzen. Fügen Sie die Steinpilze hinzu und kochen Sie sie, bis sie goldbraun und weich sind. Mit Salz und Pfeffer abschmecken. Die Hälfte der Pilze aus der Pfanne nehmen und für die abschließende Dekoration beiseite legen.

Bereiten Sie das Sauté vor: Geben Sie in dieselbe Pfanne den restlichen Esslöffel Butter und natives Olivenöl extra. Die gehackte Zwiebel oder Schalotte dazugeben und bei mittlerer Hitze glasig dünsten.

Reis rösten: Den Reis in die Pfanne geben und unter ständigem Rühren einige Minuten leicht rösten.

Mit dem Weißwein ablöschen: Den trockenen Weißwein in die Pfanne gießen und bei mittlerer Hitze unter ständigem Rühren verdampfen lassen, bis der Reis den Wein aufgenommen hat.

Risotto kochen: Eine Kelle heiße Brühe zum Reis geben und verrühren. Fügen Sie die Brühe nach und nach hinzu, rühren Sie dabei gelegentlich um und lassen Sie die Flüssigkeit aufsaugen, bevor Sie weitere Brühe hinzufügen. Setzen Sie diesen Vorgang etwa 15–18 Minuten lang fort, oder bis der Reis al dente gekocht ist und das Risotto eine cremige Konsistenz hat.

Gebräunte Pilze hinzufügen: Die gebräunten Steinpilze, die Sie beiseite gelegt haben, zum Risotto geben und vorsichtig vermischen.

Risotto cremig rühren: Den Herd ausschalten und das Risotto mit dem geriebenen Parmesan und der gehackten Petersilie cremig rühren. Gut vermischen, um alle Zutaten zu vermischen und eine cremige Konsistenz zu erhalten.

Servieren und garnieren: Das Risotto mit Steinpilzen auf Tellern verteilen und mit einigen ganzen Steinpilzen und einer Prise frischer Petersilie garnieren. Wenn Sie möchten, können Sie zur Abrundung des Gerichts noch einen Schuss natives Olivenöl extra hinzufügen.

Steinpilzrisotto ist ein sehr beliebtes glutenfreies Gericht voller Geschmack und Komfort. Sie können es als Hauptgericht oder als Beilage zu anderen Gerichten genießen. Es ist die perfekte Wahl für besondere Anlässe oder einfach, um sich mit einem köstlichen kulinarischen Erlebnis zu verwöhnen.

Penne mit Tomatensauce und frischem Basilikum

Zutaten:

- Glutenfreie Penne – 320 g;
- Reife Tomaten – 500 g (oder geschälte Tomaten aus der Dose);
- Zwiebel - 1 klein;
- Knoblauch – 2 Zehen;
- Extra natives Olivenöl – 3 Esslöffel;
- Frische Basilikumblätter – eine Handvoll;
- Salz und Pfeffer;
- Zerbröckelter roter Pfeffer (optional, für einen Hauch von Schärfe);
- Geriebener glutenfreier Käse (z. B. Parmesan oder Pecorino) zum Garnieren (optional).

Vorbereitung:

Bereiten Sie die Tomatensauce zu: Wenn Sie frische Tomaten verwenden, blanchieren Sie diese einige Sekunden in kochendem Wasser, lassen Sie sie dann abtropfen und schälen Sie sie. Zwiebel und Knoblauch fein hacken. In einem großen Topf das native Olivenöl extra erhitzen und die gehackte Zwiebel und den Knoblauch hinzufügen. Bei mittlerer bis niedriger Hitze braten, bis es goldbraun ist und duftet.

Tomaten kochen: Frische Tomaten würfeln oder geschälte aus der Dose verwenden und mit der Zwiebel und dem Knoblauch in den Topf geben. Mit Salz, Pfeffer und, falls gewünscht, zerstoßenem rotem Pfeffer für einen Hauch von Schärfe würzen. Bei mittlerer bis niedriger Hitze etwa 15–20 Minuten kochen lassen, dabei gelegentlich umrühren, bis eine dicke und duftende Soße entsteht.

Basilikum hinzufügen: Frische Basilikumblätter waschen und zur Tomatensauce geben. Noch ein paar Minuten kochen lassen, damit das Basilikum seine Aromen in der Sauce entfalten kann.

Penne kochen: In der Zwischenzeit die Penne in reichlich kochendem Salzwasser nach Packungsanweisung al dente kochen. Lassen Sie sie abtropfen und stellen Sie einen Teil des Kochwassers beiseite.

Penne cremig schlagen: Geben Sie die Penne mit der Tomaten-Basilikum-Sauce in den Topf. Gut vermischen, damit die Penne mit der Soße aromatisiert wird. Wenn die Nudeln zu trocken sind, können Sie sie mit etwas Kochwasser cremig rühren.

Servieren und garnieren: Penne mit Tomatensauce und Basilikum sind servierfertig. Wenn Sie möchten, können Sie das Gericht mit frischen Basilikumblättern und einer Prise geriebenem glutenfreiem Käse garnieren.

Penne mit Tomatensauce und frischem Basilikum sind ein glutenfreies Gericht, lecker und bei Jung und Alt beliebt. Es ist ein Klassiker der italienischen Küche, einfach zuzubereiten, aber mit einem unwiderstehlichen Geschmack. Sie können das Rezept individuell anpassen, indem Sie weitere Zutaten wie Oliven oder Kapern hinzufügen, um die Tomatensauce zu bereichern.

Gemüselasagne mit glutenfreiem Béchamel

Zutaten für das Gemüse:

- Zucchini – 2 mittelgroß;
- Aubergine – 1 groß;
- Paprika – 2 mittelgroß;
- Champignons - 200 g;
- frischer Spinat - 200 g;
- Extra natives Olivenöl – 3 Esslöffel;
- Salz und Pfeffer.

Zutaten für die glutenfreie Béchamelsauce:

- Glutenfreie Butter oder Margarine – 50 g;
- Glutenfreies Mehl (wie Reis- oder Maismehl) – 50 g;
- Glutenfreie Milch (z. B. Reis- oder Mandelmilch) – 500 ml;
- Salz, Pfeffer und Muskatnuss.

Zutaten für die Zubereitung der Lasagne:

- Glutenfreie Lasagneblätter – 200 g (oder machen Sie eine Version ohne Blätter und verwenden Sie nur Gemüse);
- Glutenfreier geriebener Käse (wie Parmesan oder Pecorino) – 100 g.

Vorbereitung:

Bereiten Sie das Gemüse vor: Waschen Sie das gesamte Gemüse und schneiden Sie es in dünne Scheiben. In einer großen Bratpfanne das native Olivenöl extra erhitzen und das Gemüse einzeln anbraten, mit einer Prise Salz und Pfeffer abschmecken. Kochen Sie sie, bis sie weich, aber immer noch knusprig sind. Halten Sie sie beiseite.

Bereiten Sie die glutenfreie Bechamelsauce zu: In einem Topf die glutenfreie Butter oder Margarine bei mittlerer bis niedriger Hitze schmelzen. Fügen Sie das glutenfreie Mehl hinzu und vermischen Sie es gut, sodass eine Mehlschwitze entsteht. Nach und nach die glutenfreie Milch einfüllen und mit einem Schneebesen weiter verrühren, um Klümpchen zu vermeiden. Bei mittlerer bis niedriger Hitze weiter kochen, bis die Bechamelsauce eindickt und glatt und cremig wird. Mit Salz, Pfeffer und Muskat abschmecken. Vom Herd nehmen.

Lasagne zusammenstellen: Eine Schicht Gemüse in der Lasagnepfanne vorbereiten. Mit einer Schicht glutenfreier Lasagneblätter bedecken. Eine Schicht Béchamel über die Lasagne gießen und mit etwas geriebenem glutenfreiem Käse bestreuen. Wiederholen Sie die Schritte, bis Ihnen die Zutaten ausgehen, und achten Sie darauf, dass Sie zum Abschluss eine Schicht Béchamelsauce und geriebenen Käse auftragen.

Lasagne kochen: Die Pfanne mit Alufolie abdecken und im vorgeheizten Backofen bei 180 °C etwa 30–35 Minuten garen, oder bis die Lasagne heiß ist und der überbackene Käse auf der Oberfläche liegt.

Servieren und genießen: Die Gemüselasagne mit glutenfreiem Béchamel ist servierfertig. In Portionen schneiden und nach Belieben mit ein paar frischen Basilikumblättern garnieren.

Diese glutenfreie Gemüselasagne mit Béchamel ist ein Genuss für den Gaumen, voller Geschmack und sättigend. Sie können das Rezept anpassen, indem Sie anderes Gemüse der Saison verwenden oder zwischen den Schichten glutenfreien Käse hinzufügen, um eine köstlichere Variante zu erhalten.

Kartoffelgnocchi mit Tomatensauce

Zutaten für die Kartoffelgnocchi:

- Gelbe Kartoffeln - 1 kg;
- Glutenfreies Mehl (wie Reis- oder Maismehl) – etwa 250 g;
- Ei (optional) – 1 (um die Knödel weicher zu machen);
- Salz - 1 TL.

Zutaten für die Tomatensauce:

- Reife Tomaten – 500 g (oder geschälte Tomaten aus der Dose);
- Zwiebel - 1 klein;
- Knoblauch – 2 Zehen;
- Extra natives Olivenöl – 3 Esslöffel;
- Frisches Basilikum – eine Handvoll;
- Salz und Pfeffer;
- Zerbröckelter roter Pfeffer (optional, für einen Hauch von Schärfe).

Zubereitung für die Kartoffelgnocchi:

Kochen Sie die Kartoffeln: Kochen Sie die Kartoffeln zunächst in reichlich Salzwasser, bis sie weich sind (ca. 20–25 Minuten). Sie können den Gargrad überprüfen, indem Sie die Kartoffeln mit einer Gabel einstechen: Wenn sie leicht kleben bleiben, sind sie fertig.

Kartoffeln schälen: Kartoffeln abgießen und etwas abkühlen lassen. Schälen Sie die Haut und geben Sie sie durch einen

Kartoffelstampfer oder eine Gemüsemühle, um ein feines Püree zu erhalten.

Knödel kneten: Glutenfreies Mehl und Salz zum Kartoffelpüree geben. Wenn Sie weichere Knödel wünschen, können Sie auch ein Ei hinzufügen. Verarbeiten Sie die Zutaten mit den Händen, bis ein homogener und weicher Teig entsteht. Vermeiden Sie es, den Teig zu stark zu verarbeiten, damit er nicht zu elastisch wird.

Formen Sie die Knödel: Nehmen Sie jeweils ein Teigstück und formen Sie es zu langen Stangen. Die Stäbchen in etwa 2 cm lange Stücke schneiden. Wenn Sie möchten, können Sie die Mulde mit den Zinken einer Gabel ausstechen, um die klassische Gnocchi-Form zu erhalten.

Zubereitung für die Tomatensauce:

Tomatensauce zubereiten: Zwiebel und Knoblauch fein hacken. In einem großen Topf das native Olivenöl extra erhitzen und die Zwiebel und den Knoblauch anbraten, bis sie goldbraun sind und duften.

Tomaten kochen: Frische Tomaten würfeln oder geschälte aus der Dose verwenden und mit der Zwiebel und dem Knoblauch in den Topf geben. Mit Salz, Pfeffer und, falls gewünscht, zerstoßenem rotem Pfeffer für einen Hauch von Schärfe würzen. Bei mittlerer bis niedriger Hitze etwa 15–20 Minuten kochen lassen, dabei gelegentlich umrühren, bis eine dicke und duftende Soße entsteht.

Basilikum hinzufügen: Frische Basilikumblätter waschen und zur Tomatensauce geben. Noch ein paar Minuten kochen lassen, damit das Basilikum seine Aromen in der Sauce entfalten kann.

Zubereitung zur Vervollständigung des Gerichts:

Gnocchi kochen: Die Gnocchi in einem Topf mit reichlich kochendem Salzwasser kochen. Sie werden bereit sein, wenn sie auftauchen. Die Gnocchi mit einem Schaumlöffel abtropfen lassen und in die Tomatensauce geben.

Gnocchi cremig rühren: Die Gnocchi gut mit der Tomatensauce vermischen und darauf achten, dass jeder Knödel mit der Sauce bedeckt ist.

Servieren und genießen: Kartoffelgnocchi mit Tomatensauce sind servierfertig. Wenn Sie möchten, können Sie das Gericht mit ein paar frischen Basilikumblättern und einer Prise geriebenem glutenfreiem Käse garnieren.

Diese Kartoffelgnocchi mit Tomatensauce sind ein wahrer Genuss für Liebhaber der italienischen Küche. Die Güte der Gnocchi harmoniert perfekt mit der Frische der Tomate und dem Aroma des Basilikums und ergibt ein einfaches, aber unwiderstehliches Gericht.

Reistagliatelle mit Rucolapesto und Mandeln

Zutaten:

- Glutenfreie Reisnudeln – 320 g;
- Frischer Rucola – 100 g;
- Mandeln – 1/2 Tasse;
- geriebener Parmesan (oder veganer Käse für eine vegane Version) – 1/2 Tasse;
- Knoblauch – 1 Zehe;
- Extra natives Olivenöl – 1/2 Tasse;
- Zitronensaft – 1/2 bis 1 Zitrone;
- Salz und Pfeffer.

Vorbereitung:

Rucola-Mandel-Pesto zubereiten: In einem Mixer oder Mixer frischen Rucola, Mandeln, geriebenen Käse (oder veganen Käse), Knoblauch, natives Olivenöl extra und Zitronensaft vermischen. Alle Zutaten verrühren, bis eine glatte Creme entsteht. Wenn Sie eine flüssigere Konsistenz wünschen, können Sie etwas Wasser oder Olivenöl hinzufügen.

Reisnudeln kochen: In einem Topf mit reichlich kochendem Salzwasser die Reisnudeln nach Packungsanweisung al dente kochen. Lassen Sie sie abtropfen und stellen Sie einen Teil des Kochwassers beiseite.

Die Tagliatelle cremig schlagen: Die Reisnudeln mit dem Rucola-Mandel-Pesto in die Pfanne geben. Gut vermischen, damit die Tagliatelle mit dem Pesto aromatisiert werden. Wenn die Nudeln zu trocken sind, können Sie sie mit etwas Kochwasser cremig rühren.

Servieren und genießen: Reis-Tagliatelle mit Rucola-Pesto und Mandeln sind servierfertig. Für eine dekorative Note können Sie das Gericht mit frischen Rucolablättern und gehackten Mandeln garnieren.

Diese Reis-Tagliatelle mit Rucola-Mandel-Pesto sind ein glutenfreies, leichtes und leckeres Gericht. Rucola und Mandeln verleihen dem Pesto eine frische und knackige Note, die perfekt zur Feinheit der Reisnudeln passt. Sie können diese köstliche Zubereitung als Hauptgericht oder als Beilage zu anderen Gerichten genießen. Es ist die perfekte Wahl für gesundes und schmackhaftes Kochen.

Kürbisravioli mit Butter und Salbei

Zutaten für die Kürbisravioli:

- Glutenfreie Ravioli-Nudeln – 320 g (Sie können sie fertig kaufen oder zu Hause nach einem glutenfreien Rezept zubereiten);
- Kürbis – 500 g (Nettogewicht nach Schälen und Reinigen);
- Glutenfreie Amaretti – 50 g (optional, um einen Hauch von Süße zu verleihen);
- geriebener Parmesan (oder veganer Käse für eine vegane Version) – 1/2 Tasse;
- Salz und Pfeffer;
- Muskatnuss.

Zutaten für die Butter-Salbei-Creme:

- Glutenfreie Butter – 100 g (für eine vegane Variante können Sie auch Olivenöl verwenden);
- Frische Salbeiblätter – eine Handvoll.

Vorbereitung:

Bereiten Sie die Kürbisfüllung vor: Schneiden Sie den Kürbis in Würfel und dämpfen Sie ihn, bis er weich ist. Gut abtropfen lassen und abkühlen lassen. Anschließend den Kürbis mit einer Gabel zerdrücken oder mit einem Mixer verrühren, bis ein glattes Püree entsteht. Fügen Sie den geriebenen Parmesankäse, die zerbröselten Amaretti-Kekse (falls verwendet), eine Prise Muskatnuss, Salz und Pfeffer nach Geschmack hinzu. Gut vermischen, bis eine homogene Masse entsteht.

Ravioli zubereiten: Den glutenfreien Ravioli-Teig auf der Arbeitsfläche ausrollen. Geben Sie kleine Portionen der Kürbisfüllung auf den Teig und lassen Sie dabei ausreichend Platz dazwischen. Mit einem weiteren Nudelblatt abdecken und leicht um die Füllung herum andrücken, um die Ravioli zu verschließen. Schneiden Sie die Ravioli mit einem Nudelrad oder einem Messer ab und verschließen Sie die Ränder gut.

Ravioli kochen: In einem Topf mit reichlich kochendem Salzwasser die Kürbisravioli nach den Anweisungen auf der Nudelpackung kochen oder bis sie al dente sind. Mit einem Schaumlöffel abtropfen lassen und einen Teil des Kochwassers beiseite stellen.

Machen Sie die Salbei-Buttercreme: In einer großen Pfanne die glutenfreie Butter bei mittlerer Hitze schmelzen. Fügen Sie die frischen Salbeiblätter hinzu und lassen Sie sie einige Minuten kochen, bis sie duften und knusprig werden.

Ravioli cremig rühren: Die Ravioli mit der Butter und der Salbeicreme in die Pfanne geben. Vorsichtig umrühren, um die Ravioli mit der Sahne zu würzen.

Servieren und genießen: Kürbisravioli mit Butter und Salbei sind servierfertig. Wenn Sie möchten, können Sie das Gericht mit ein paar frischen Salbeiblättern und einer Prise glutenfreiem, geriebenem Parmesan garnieren.

Diese Kürbisravioli mit Butter und Salbei sind ein köstliches glutenfreies Gericht mit Herbstgeschmack. Die Cremigkeit des Kürbisses harmoniert perfekt mit der Reichhaltigkeit der Butter und dem Duft des Salbeis und ergibt ein elegantes und schmackhaftes Gericht. Sie können diese Köstlichkeit als Hauptgericht zu einem besonderen Essen oder als Einzelgang in einem feinen Abendessen genießen.

Linguine mit Petersilie und Walnusspesto

Zutaten:

- Glutenfreie Linguine – 320 g;
- Frische Petersilie – eine Handvoll (ca. 50 g);
- Nüsse – 1/2 Tasse;
- geriebener Parmesan (oder veganer Käse für eine vegane Version) – 1/2 Tasse;
- Knoblauch – 1 Zehe;
- Extra natives Olivenöl – 1/2 Tasse;
- Salz und Pfeffer.

Vorbereitung:

Bereiten Sie das Petersilien-Walnuss-Pesto zu: In einem Mixer oder Mixer frische Petersilie, Walnüsse, geriebenen Parmesan (oder veganen Käse), Knoblauch und natives Olivenöl extra vermischen. Alle Zutaten verrühren, bis eine glatte Creme entsteht. Wenn Sie eine flüssigere Konsistenz wünschen, können Sie etwas Wasser oder Olivenöl hinzufügen.

Linguine kochen: In einem Topf mit reichlich kochendem Salzwasser die Linguine nach Packungsanweisung al dente kochen. Lassen Sie sie abtropfen und stellen Sie einen Teil des Kochwassers beiseite.

Linguine cremig rühren: Die Linguine mit dem Petersilien-Walnuss-Pesto in die Pfanne geben. Gut vermischen, damit die Linguine mit dem Pesto aromatisiert wird. Wenn die Nudeln zu trocken sind, können Sie sie mit etwas Kochwasser cremig rühren.

Servieren und genießen: Linguine mit Petersilie und Walnusspesto ist servierfertig. Für eine dekorative Note können Sie das Gericht mit ein paar frischen Petersilienblättern und einigen gehackten Walnüssen garnieren.

Diese Linguine mit Petersilie und Walnusspesto sind ein glutenfreies, frisches und aromatisches Gericht. Die Petersilie und die Walnüsse verleihen dem Pesto eine kräuterige und knackige Note, die perfekt zur Zartheit der Linguine passt. Sie können diese köstliche Zubereitung als Hauptgericht oder als Beilage zu anderen Gerichten genießen. Es ist die perfekte Wahl für gesundes und schmackhaftes Kochen.

Farfalle mit Zucchini, Kirschtomaten und Oliven

Zutaten:

- Glutenfreie Schmetterlinge – 320 g;
- Zucchini – 2 mittelgroß;
- Kirschtomaten - 250 g;
- Schwarze Oliven – 1/2 Tasse (entsteint);
- Knoblauch – 2 Zehen;
- Extra natives Olivenöl – 3 Esslöffel;
- Frisches Basilikum – eine Handvoll;
- Salz und Pfeffer;
- Zerbröckelter roter Pfeffer (optional, für einen Hauch von Schärfe);
- Geriebener glutenfreier Käse (z. B. Parmesan oder Pecorino) zum Garnieren (optional).

Vorbereitung:

Gemüse vorbereiten: Zucchini und Kirschtomaten waschen. Die Zucchini in dünne Scheiben schneiden und die Kirschtomaten halbieren. Die schwarzen Oliven abtropfen lassen und bei Bedarf entkernen. Den Knoblauch fein hacken.

Farfalle kochen: Kochen Sie die Farfalle in einem Topf mit reichlich kochendem Salzwasser nach den Anweisungen auf der Packung, bis sie al dente sind. Lassen Sie sie abtropfen und stellen Sie etwas Kochwasser beiseite.

Bereiten Sie das Dressing vor: In einer großen Pfanne das native Olivenöl extra erhitzen und den gehackten Knoblauch hinzufügen. Bei mittlerer bis niedriger Hitze braten, bis es goldbraun ist und duftet.

Kochen Sie das Gemüse: Geben Sie die Zucchini in die Pfanne und kochen Sie sie bei mittlerer Hitze, bis sie zart, aber noch knusprig sind. Mit Salz und Pfeffer abschmecken. Wenn Sie möchten, können Sie für einen Hauch von Schärfe auch etwas zerkleinerten roten Pfeffer hinzufügen.

Kirschtomaten und Oliven hinzufügen: Kirschtomaten und schwarze Oliven mit den Zucchini in die Pfanne geben. Einige Minuten kochen lassen, bis die Tomaten beginnen, ihren Saft abzugeben.

Basilikum hinzufügen: Die frischen Basilikumblätter waschen und zum Gemüse in die Pfanne geben. Noch ein paar Minuten kochen lassen, damit das Basilikum seine Aromen in der Sauce entfalten kann.

Schmetterlinge cremig schlagen: Die Schmetterlinge mit dem Gemüse in die Pfanne geben. Gut vermischen, damit die Nudeln mit der Soße würzen. Wenn die Nudeln zu trocken sind, können Sie sie mit etwas Kochwasser cremig rühren.

Servieren und garnieren: Die Farfalle mit Zucchini, Kirschtomaten und Oliven sind servierfertig. Wenn Sie möchten, können Sie das Gericht mit frischen Basilikumblättern und einer Prise geriebenem glutenfreiem Käse garnieren.

Diese Farfalle mit Zucchini, Kirschtomaten und Oliven sind ein glutenfreies, frisches und leckeres Gericht. Das Gemüse verleiht der Sauce eine farbenfrohe und schmackhafte Note, während die Farfalle das Gericht komplett und einladend macht. Sie können diese köstliche Zubereitung als Hauptgericht für eine leichte Mahlzeit oder als Beilage zu anderen Gerichten genießen. Es ist eine ideale Wahl für ein Mittag- oder Abendessen im Sommer.

Spargelcremerisotto

Zutaten:

- Reis für Risotto (wie Carnaroli oder Arborio) – 320 g;
- Frischer Spargel - 400 g;
- Zwiebel - 1 klein;
- Glutenfreie Gemüsebrühe – 1,5 l (ungefähr ausreichende Menge zum Kochen von Reis);
- Glutenfreie Butter – 3 Esslöffel (oder Olivenöl für eine vegane Variante);
- geriebener Parmesan (oder veganer Käse für eine vegane Version) – 1/2 Tasse;
- Salz und Pfeffer.

Vorbereitung:

Bereiten Sie den Spargel vor: Waschen Sie den frischen Spargel und schneiden Sie die härtesten Teile an der Basis ab. Schneiden Sie sie in diagonale Scheiben und lassen Sie die Spitzen ganz. Legen Sie die Spargelspitzen für die letzte Zugabe zum Risotto beiseite.

Zubereitung der Spargelcreme: In einem großen Topf zwei Esslöffel Butter (oder Olivenöl) erhitzen und die Spargelscheiben hineingeben. Bei mittlerer Hitze einige Minuten kochen, bis der Spargel zart, aber noch knusprig ist. Mit Salz und Pfeffer abschmecken.

Den Spargel pürieren: Den gekochten Spargel in einen Mixer oder Mixer geben. Mischen Sie sie, bis eine glatte und homogene Creme entsteht. Bei Bedarf etwas Gemüsebrühe hinzufügen, um die gewünschte Konsistenz zu erhalten.

Risotto kochen: In einem großen Topf die restliche Butter (oder Olivenöl) erhitzen und die fein gehackte Zwiebel hinzufügen. Bei mittlerer Hitze braten, bis die Zwiebel goldbraun und glasig ist.

Den Reis hinzufügen: Den Reis mit der Zwiebel in den Topf geben und bei mittlerer Hitze unter ständigem Rühren leicht rösten, bis die Körner an den Rändern durchscheinend sind.

Die Spargelcreme dazugeben: Die Spargelcreme mit dem Reis in den Topf geben und gut vermischen, um sie gleichmäßig zu verteilen.

Risotto kochen: Nach und nach die heiße Gemüsebrühe unter ständigem Rühren schöpflöffelweise zum Reis geben. Fügen Sie die Brühe erst hinzu, wenn die vorherige vollständig vom Reis aufgesogen wurde. Weiter kochen, bis der Reis al dente ist und fast die gesamte Brühe aufgesogen hat.

Spargelspitzen dazugeben: Die Spargelspitzen zum Risotto geben und einige Minuten weitergaren, bis der Spargel zart, aber noch knackig ist.

Risotto cremig rühren: Den geriebenen Parmesan (oder veganen Käse) zum Risotto geben und gut verrühren, sodass alles vermischt wird und eine cremige Konsistenz entsteht.

Servieren und genießen: Das Spargelcreme-Risotto ist servierfertig. Für eine dekorative Note können Sie das Gericht mit etwas geriebenem Parmesan und ein paar Spargelspitzen garnieren.

Dieses Spargelcremerisotto ist ein glutenfreies, cremiges und delikates Gericht. Die Spargelcreme verleiht dem Risotto einen raffinierten Geschmack, während der Spargel eine angenehme Knusprigkeit behält. Sie können diese köstliche Zubereitung als Hauptgericht oder als Beilage zu anderen Gerichten genießen. Es ist eine ideale Wahl für ein elegantes Abendessen oder eine besondere Feier.

Fleischcannelloni mit Tomatensauce

Zutaten für die Cannelloni:

- Glutenfreie Cannelloni – 12 Stück (glutenfreie Versionen finden Sie in Fachgeschäften);
- Hackfleisch (Rind, Schwein oder gemischt) – 500 g;
- Zwiebel – 1 groß;
- Karotte – 1 groß;
- Sellerie – 1 Stiel;
- Extra natives Olivenöl – 2 Esslöffel;
- Salz und Pfeffer;
- Muskatnuss;
- Geriebener glutenfreier Käse (wie Parmesan oder Pecorino) – 1/2 Tasse (zum Gratinieren).

Zutaten für die Tomatensauce:

- Tomatenpüree - 500 ml;
- Knoblauch – 2 Zehen;
- Extra natives Olivenöl – 2 Esslöffel;
- Frisches Basilikum – ein paar Blätter;
- Salz und Pfeffer.

Zutaten für die Bechamelsauce:

- Glutenfreie Milch – 500 ml;
- Glutenfreie Butter – 50 g;
- Reismehl oder eine andere glutenfreie Mehlmischung – 50 g;
- Salz und Muskatnuss.

Vorbereitung:

Bereiten Sie die Fleischfüllung vor: Zwiebel, Karotte und Sellerie fein hacken. In einer großen Bratpfanne das native Olivenöl extra erhitzen und das gehackte Gemüse hinzufügen. Bei mittlerer Hitze braten, bis es weich und leicht gebräunt ist. Das Hackfleisch dazugeben, anbraten und gut mit dem Gemüse vermischen. Mit Salz, Pfeffer und Muskat abschmecken. Kochen lassen, bis das Fleisch gar ist und sich gut mit dem Gemüse vermischt. Den Herd ausschalten und abkühlen lassen.

Bereiten Sie die Béchamelsauce zu: In einem Topf die glutenfreie Butter bei mittlerer Hitze schmelzen. Fügen Sie das glutenfreie Mehl hinzu und vermischen Sie es gut, bis eine Mehlschwitze entsteht. Gießen Sie die glutenfreie Milch nach und nach unter ständigem Rühren in die Pfanne, um eine Klumpenbildung zu vermeiden. Bei mittlerer Hitze weiter kochen, bis die Béchamelsauce eingedickt ist und eine cremige Konsistenz erreicht hat. Mit Salz und Muskat abschmecken. Den Herd ausschalten und abkühlen lassen.

Bereiten Sie die Tomatensauce zu: In einer Pfanne das native Olivenöl extra erhitzen und die ganzen Knoblauchzehen hinzufügen. Den Knoblauch bei mittlerer Hitze anbraten, bis er goldbraun ist und duftet. Die Knoblauchzehen entfernen und das Tomatenpüree in die Pfanne geben. Mit Salz und Pfeffer abschmecken. Lassen Sie die Sauce einige Minuten bei mittlerer Hitze kochen und fügen Sie zum Würzen ein paar frische Basilikumblätter hinzu. Den Herd ausschalten und abkühlen lassen.

Cannelloni füllen: Die Cannelloni mit der Fleischfüllung füllen und in eine leicht mit nativem Olivenöl extra gefettete Pfanne geben.

Die Zubereitung abschließen: Die Béchamelsauce gleichmäßig über die Cannelloni gießen und mit der Tomatensauce bedecken. Bestreuen Sie die Oberfläche mit geriebenem glutenfreiem Käse.

Kochen: Decken Sie die Pfanne mit Aluminiumfolie ab und garen Sie die Cannelloni im vorgeheizten Ofen bei 180 °C etwa 20–25 Minuten lang oder bis der Käse geschmolzen ist und die Oberfläche der Cannelloni goldbraun und knusprig ist.

Servieren: Die Fleisch-Cannelloni mit Tomatensauce sind servierfertig. Für eine dekorative Note können Sie das Gericht mit einigen frischen Basilikumblättern garnieren.

Diese Fleisch-Cannelloni mit Tomatensauce sind ein glutenfreies, reichhaltiges und schmackhaftes Gericht. Die Kombination aus Hackfleisch, Bechamelsauce und Tomatensauce ergibt ein unwiderstehliches Gericht, perfekt für ein besonderes Abendessen oder eine Familienfeier. Sie können sie pur oder mit einem frischen grünen Salat genießen.

Fusilli mit getrockneten Tomaten und Olivenpesto

Zutaten:

- Glutenfreie Fusilli – 320 g;
- Getrocknete Tomaten in Öl - 100 g;
- Entsteinte schwarze Oliven – 1/2 Tasse;
- Frisches Basilikum – eine Handvoll;
- Mandeln oder Pinienkerne – 1/2 Tasse;
- Geriebener glutenfreier Käse (wie Parmesan oder Pecorino) – 1/2 Tasse (optional für eine laktosefreie Version);
- Knoblauch – 1 Zehe;
- Extra natives Olivenöl – 1/2 Tasse;
- Salz und Pfeffer.

Vorbereitung:

Bereiten Sie die Zutaten vor: Die getrockneten Tomaten etwa 10–15 Minuten in heißem Wasser einweichen, bis sie weich sind. Lassen Sie sie abtropfen und drücken Sie sie aus, um überschüssiges Wasser zu entfernen. Die Knoblauchzehen fein hacken und die frischen Basilikumblätter aufsammeln.

Pesto mixen: In einem Mixer oder Mixer die eingeweichten sonnengetrockneten Tomaten, schwarzen Oliven, Basilikum, Mandeln oder Pinienkerne, gehackten Knoblauch und natives Olivenöl extra vermischen. Alle Zutaten vermischen, bis ein dickes und homogenes Pesto entsteht. Wenn Sie eine flüssigere Konsistenz wünschen, können Sie etwas Olivenöl hinzufügen.

Fusilli kochen: In einem Topf mit reichlich kochendem Salzwasser die Fusilli nach Packungsanweisung al dente kochen. Lassen Sie sie abtropfen und stellen Sie einen Teil des Kochwassers beiseite.

Fusilli cremig rühren: Die Fusilli mit dem Pesto aus sonnengetrockneten Tomaten und Oliven in die Pfanne geben. Gut vermischen, damit die Pasta mit dem Pesto aromatisiert wird. Wenn die Nudeln zu trocken sind, können Sie sie mit etwas Kochwasser cremig rühren.

Servieren und garnieren: Die Fusilli mit sonnengetrockneten Tomaten und Olivenpesto sind servierfertig. Wenn Sie möchten, können Sie das Gericht mit ein paar frischen Basilikumblättern und einer Prise geriebenem glutenfreiem Käse garnieren.

Diese Fusilli mit Pesto aus getrockneten Tomaten und Oliven sind ein glutenfreies, schmackhaftes und aromatisches Gericht. Das Pesto aus getrockneten Tomaten und Oliven verleiht den Fusilli einen intensiven und mediterranen Geschmack, perfekt für ein Sommeressen oder ein leckeres Mittagessen. Sie können diese köstliche Zubereitung als Hauptgericht oder als Beilage zu anderen Gerichten genießen. Es ist eine ideale Wahl für diejenigen, die mediterrane Aromen lieben und ein originelles und schmackhaftes Gericht zubereiten möchten.

Reissspaghetti mit Knoblauch, Öl und Chilisauce

Zutaten:

- Glutenfreie Reisnudeln – 320 g;
- Knoblauch – 2-3 Zehen (nach Geschmack, je nach gewünschter Intensität);
- Frische rote Chilis oder zerstoßene Chilis – 1 oder 2 Chilis (nach Geschmack, je nach gewünschtem Schärfegrad);
- Extra natives Olivenöl – 1/2 Tasse;
- Frische Petersilie – eine Handvoll;
- Salz.

Vorbereitung:

Reisspaghetti kochen: In einem Topf mit reichlich kochendem Salzwasser die Reisspaghetti nach Packungsanweisung al dente kochen. Lassen Sie sie abtropfen und stellen Sie einen Teil des Kochwassers beiseite.

Bereiten Sie die Soße zu: Während die Spaghetti kochen, bereiten Sie die Knoblauch-, Öl- und Chilisoße zu. Die Knoblauchzehen fein hacken und die Chilis in dünne Scheiben schneiden (wenn Sie frische Chilis verwenden) oder zerbröckeln (wenn Sie zerbröselte Chilis verwenden).

Öl erhitzen: In einer großen Pfanne das native Olivenöl extra bei mittlerer bis niedriger Hitze erhitzen. Geben Sie die gehackten Knoblauchzehen und die roten Paprikaflocken (oder zerstoßenen roten Pfeffer) in die Pfanne und braten Sie sie einige Minuten lang leicht an. Achten Sie dabei darauf, den Knoblauch nicht zu verbrennen.

Spaghetti kochen: Die Reisnudeln mit Knoblauch, Öl und Chilisauce in die Pfanne geben. Gut vermischen, damit die Nudeln mit der Soße würzen. Wenn die Spaghetti zu trocken sind, können Sie zum Andicken etwas zurückgebliebenes Kochwasser hinzufügen.

Petersilie hinzufügen: Frische Petersilie waschen und fein hacken. Mit den Spaghetti in die Pfanne geben und gut vermischen.

Servieren und genießen: Die Reisnudeln mit Knoblauch, Öl und Chilisauce sind servierfertig. Wenn Sie möchten, können Sie das Gericht mit ein paar Blättern frischer Petersilie und einem Schuss nativem Olivenöl extra garnieren.

Diese Reisnudeln mit Knoblauch, Öl und Chilisauce sind ein glutenfreies Gericht mit einem intensiven und würzigen Geschmack. Die Knoblauch-Öl-Chili-Sauce verleiht der Pasta einen mediterranen und würzigen Geschmack, perfekt für alle, die einfache, aber entscheidende Aromen lieben. Sie können diese köstliche Zubereitung als Hauptgericht oder als Beilage zu anderen Gerichten genießen. Es ist eine ideale Wahl für ein schnelles und leckeres Abendessen.

Quinoa mit gegrilltem Gemüse und Ziegenkäse

Zutaten:

- Quinoa – 320 g;
- Zucchini – 2 mittelgroß;
- Aubergine – 1 groß;
- Paprika (rot und gelb); - 2;
- Rote Zwiebel – 1 klein;
- Extra natives Olivenöl – 3 Esslöffel;
- Salz und Pfeffer;
- Ziegenkäse - 150 g;
- Frische Petersilie – eine Handvoll (zum Garnieren).

Vorbereitung:

Gemüse vorbereiten: Zucchini, Auberginen und Paprika waschen. Zucchini und Auberginen in dünne Scheiben und Paprika in Streifen schneiden. Die rote Zwiebel fein hacken.

Grillen Sie das Gemüse: Erhitzen Sie einen beschichteten Grill oder eine Grillpfanne und bestreichen Sie das Gemüse mit etwas nativem Olivenöl extra. Das Gemüse auf beiden Seiten grillen, bis es zart und leicht rauchig ist. Das Gemüse mit Salz und Pfeffer abschmecken. Legen Sie einige Paprikastreifen für die letzte Garnitur beiseite.

Quinoa kochen: Spülen Sie das Quinoa unter fließendem Wasser ab, um die Stärke zu entfernen. In einem Topf das Wasser zum Kochen bringen und die Quinoa hinzufügen. Bei mittlerer Hitze etwa 15 bis 20 Minuten kochen lassen oder bis die Quinoa das gesamte Wasser aufnimmt und weich ist. Überschüssiges Wasser abgießen und beiseite stellen.

vermengen: In einer großen Schüssel das gegrillte Gemüse mit dem Quinoa vermischen. Vorsichtig umrühren, um die Aromen zu vermischen.

Ziegenkäse hinzufügen: Den Ziegenkäse in Würfel schneiden und zum Quinoa mit dem gegrillten Gemüse geben. Gut vermischen, damit es leicht schmilzt und eine umhüllende Creme entsteht.

Servieren und garnieren: Quinoa mit gegrilltem Gemüse und Ziegenkäse ist servierfertig. Für eine dekorative Note können Sie das Gericht mit ein paar Streifen gegrillter Paprika und einer Handvoll frischer Petersilie garnieren.

Dieses Quinoa-Gericht mit gegrilltem Gemüse und Ziegenkäse ist eine glutenfreie, schmackhafte und nahrhafte Variante. Das gegrillte Gemüse verleiht dem Gericht einen rauchigen und einladenden Geschmack, während der Ziegenkäse eine cremige und umhüllende Note verleiht. Sie können diese köstliche Zubereitung als Hauptgericht für ein leichtes, aber sättigendes Abendessen genießen. Es ist eine ideale Wahl für diejenigen, die ein vegetarisches Gericht voller mediterraner Aromen und Aromen suchen.

Brauner Reis mit Brokkoli und gerösteten Mandeln

Zutaten:

- Glutenfreier brauner Reis – 320 g;
- Brokkoli – 1 Bund;
- Mandeln – 1/2 Tasse;
- Extra natives Olivenöl – 3 Esslöffel;
- Knoblauch – 2 Zehen;
- Salz und Pfeffer;
- Frische Petersilie – eine Handvoll (zum Garnieren).

Vorbereitung:

Den braunen Reis kochen: In einem Topf mit reichlich kochendem Salzwasser den braunen Reis gemäß den Anweisungen auf der Packung kochen, bis er al dente gegart ist. Lassen Sie es abtropfen und stellen Sie einen Teil des Kochwassers beiseite.

Brokkoli zubereiten: Den Brokkoli waschen und in Röschen teilen. Die dickeren Stiele schälen und in kleine Stücke schneiden.

Mandeln rösten: In einer beschichteten Pfanne die Mandeln bei mittlerer bis niedriger Hitze leicht rösten, dabei häufig umrühren, um ein Anbrennen zu vermeiden. Wenn die Mandeln leicht gebräunt sind und duften, nehmen Sie sie aus der Pfanne und legen Sie sie beiseite.

Den Brokkoli kochen: In derselben Pfanne, in der auch die Mandeln gegart wurden, etwas natives Olivenöl extra erhitzen und die gehackten Knoblauchzehen hinzufügen. Den Knoblauch bei mittlerer Hitze anbraten, bis er goldbraun ist und duftet. Die

Knoblauchzehen aus der Pfanne nehmen und die Brokkolistücke hinzufügen. Den Brokkoli bei mittlerer bis hoher Hitze kochen, bis er weich, aber noch knusprig ist. Mit Salz und Pfeffer abschmecken.

Kombinieren Sie die Zutaten: In einer großen Schüssel den gekochten braunen Reis mit dem sautierten Brokkoli und den gerösteten Mandeln vermischen. Gut vermischen, um die Aromen zu vermischen.

Servieren und garnieren: Brauner Reis mit Brokkoli und gerösteten Mandeln ist servierfertig. Für eine dekorative Note können Sie das Gericht mit einer Handvoll frischer Petersilie garnieren.

Dieses braune Reisgericht mit Brokkoli und gerösteten Mandeln ist eine glutenfreie, nahrhafte und geschmackvolle Wahl. Der braune Reis bietet eine etwas festere Konsistenz als weißer Reis, während der Brokkoli und die gerösteten Mandeln für eine schöne grüne Note und einen Hauch von Crunch sorgen. Sie können diese köstliche Zubereitung auch als Einzelgericht für eine ausgewogene und gesunde Mahlzeit genießen. Es ist eine ideale Wahl für ein leichtes, aber sättigendes Abendessen.

Pappardelle mit Rinderragout

Zutaten:

- Glutenfreie Pappardelle - 320 g;
- Rinderhackfleisch – 500 g;
- Zwiebel – 1 groß;
- Karotte – 1 mittelgroß;
- Sellerie – 1 Stiel;
- Knoblauch – 2 Zehen;
- Tomatenpüree - 500 ml;
- Rotwein – 1/2 Tasse;
- Fleischbrühe - 250 ml;
- Extra natives Olivenöl – 3 Esslöffel;
- Salz und Pfeffer;
- Frische Petersilie – eine Handvoll (zum Garnieren);
- Geriebener glutenfreier Käse (wie Parmesan oder Pecorino) – 1/2 Tasse (optional für eine laktosefreie Version).

Vorbereitung:

Zubereitung: Zwiebel, Karotte und Sellerie fein hacken. In einem großen Topf das native Olivenöl extra erhitzen und das gehackte sautierte Gemüse hinzufügen. Bei mittlerer Hitze anbraten, bis das Gemüse weich und leicht gebräunt ist.

Fügen Sie das Rindfleisch hinzu: Geben Sie das Hackfleisch in den Schmortopf und braten Sie es bei mittlerer bis hoher Hitze unter häufigem Rühren an, damit es zerbröselt und gleichmäßig gegart wird.

Den Rotwein hinzufügen: Wenn das Rindfleisch gut gebräunt ist, den Rotwein in die Pfanne geben und unter ständigem Rühren vollständig verdampfen lassen.

Tomatenpüree hinzufügen: Das Tomatenpüree mit dem Rindfleisch in den Topf geben und gut vermischen. Die Sauce zum Kochen bringen, dann die Hitze reduzieren und bei schwacher Hitze mindestens 1 Stunde kochen lassen, dabei die Pfanne mit einem Deckel abdecken.

Fleischbrühe hinzufügen: Die Fleischbrühe mit dem Ragout in den Topf geben und gut vermischen. Lassen Sie die Soße weitere 30 bis 40 Minuten köcheln, bis das Fleisch zart und die Soße eingedickt ist.

Pappardelle kochen: In einem Topf mit reichlich kochendem Salzwasser die Pappardelle nach Packungsanweisung al dente kochen. Lassen Sie sie abtropfen und stellen Sie etwas Kochwasser beiseite.

Die Zutaten vermischen: Die Pappardelle mit dem Rinderragout in den Topf geben und gut vermischen, sodass sie mit der Soße bedeckt sind. Wenn die Nudeln zu trocken sind, können Sie sie mit etwas Kochwasser cremig rühren.

Servieren und garnieren: Die Pappardelle mit Rinderragout sind servierfertig. Wenn Sie möchten, können Sie das Gericht mit einer Handvoll frischer Petersilie und einer Prise geriebenem glutenfreiem Käse garnieren.

Diese Pappardelle mit Rinderragout sind ein glutenfreies, reichhaltiges und schmackhaftes Gericht. Pappardelle passen perfekt zu Rinderragout, das langsam gegart wird, um eine Sauce mit einem intensiven und umhüllenden Geschmack zu erhalten. Sie können diese köstliche Zubereitung als Hauptgericht für eine herzhafte und sättigende Mahlzeit genießen. Es ist die ideale

Wahl für besondere Anlässe oder wenn Sie ein traditionelles italienisches Gericht zubereiten möchten, um es mit Familie und Freunden zu teilen.

Penne mit Lachs und Zucchini

Zutaten:

- Glutenfreie Penne – 320 g;
- Geräucherter Lachs – 200 g;
- Zucchini – 2 mittelgroß;
- Glutenfreie Gemüsecreme – 200 ml (oder Sojacreme oder Reiscreme);
- Glutenfreie Fisch- oder Gemüsebrühe – 1/2 Tasse;
- Knoblauch – 2 Zehen;
- Extra natives Olivenöl – 3 Esslöffel;
- Frische Petersilie – eine Handvoll;
- Salz und Pfeffer;
- Geriebener glutenfreier Käse (wie Parmesan oder Pecorino) – 1/2 Tasse (optional für eine laktosefreie Version).

Vorbereitung:

Penne kochen: In einem Topf mit reichlich kochendem Salzwasser die Penne nach Packungsanweisung kochen, bis sie al dente sind. Lassen Sie sie abtropfen und stellen Sie einen Teil des Kochwassers beiseite.

Zucchini zubereiten: Die Zucchini waschen und nach Belieben in Würfel oder Scheiben schneiden.

Zucchini kochen: In einer großen Pfanne das native Olivenöl extra erhitzen und die gehackten Knoblauchzehen hinzufügen. Den Knoblauch bei mittlerer Hitze anbraten, bis er goldbraun ist und duftet. Die Knoblauchzehen aus der Pfanne nehmen und die Zucchini hinzufügen. Kochen Sie die Zucchini bei mittlerer bis hoher Hitze, bis sie weich, aber noch knusprig sind. Mit Salz und Pfeffer abschmecken.

Den Lachs hinzufügen: Den Räucherlachs in Streifen oder Stücke schneiden und zu den Zucchini in die Pfanne geben. Gut vermischen, damit die Zucchini mit dem Lachs würzen.

Sahne hinzufügen: Die Gemüsecreme mit Lachs und Zucchini in die Pfanne geben. Fügen Sie außerdem die Fisch- oder Gemüsebrühe hinzu, um eine umhüllende Creme zu erhalten. Zum Kochen bringen und bei mittlerer Hitze kochen, bis die Sauce leicht eindickt.

Penne vermischen: Die Penne mit der Lachs-Zucchini-Sauce in die Pfanne geben. Gut vermischen, um die Nudeln mit der Soße zu vermischen. Wenn die Penne zu trocken sind, können Sie zum Andicken etwas zurückgebliebenes Kochwasser hinzufügen.

Servieren und garnieren: Die Penne mit Lachs und Zucchini sind servierfertig. Wenn Sie möchten, können Sie das Gericht mit einer Handvoll frischer Petersilie und einer Prise geriebenem glutenfreiem Käse garnieren.

Diese Penne mit Lachs und Zucchini sind ein glutenfreies, delikates und schmackhaftes Gericht. Der geräucherte Lachs verleiht dem Gericht einen Hauch von Geschmack und Aroma, während die Zucchini ihm eine leichte und farbenfrohe Frische verleihen. Sie können diese köstliche Zubereitung als Hauptgericht für ein raffiniertes und dennoch einfach zuzubereitendes Abendessen genießen. Es ist die ideale Wahl für besondere Anlässe oder wenn Sie sich mit Pasta mit Meeresgeschmack verwöhnen möchten.

Glutenfreie Auberginen-Ricotta-Lasagne

Zutaten:

- Auberginen – 2 große;
- Glutenfreier Hüttenkäse – 500 g;
- Eier – 2;
- Geriebener glutenfreier Käse (wie Parmesan oder Pecorino) – 1/2 Tasse;
- Glutenfreies Tomatenpüree – 500 ml;
- Glutenfreie Lasagneblätter – 12–14 (oder so viel, wie für eine Schicht Lasagne benötigt wird);
- Glutenfreier Mozzarella – 200 g (optional für eine laktosefreie Version);
- Extra natives Olivenöl – 3 Esslöffel;
- Salz und Pfeffer;
- Frische Petersilie – eine Handvoll (zum Garnieren).

Vorbereitung:

Auberginen vorbereiten: Die Auberginen waschen und der Länge nach in dünne Scheiben schneiden. Legen Sie die Auberginenscheiben auf ein Backblech, bestreichen Sie sie mit etwas nativem Olivenöl extra und garen Sie sie im Ofen bei 180 °C etwa 15–20 Minuten lang, bis sie weich und leicht gebräunt sind. Beiseite legen.

Bereiten Sie die Ricotta-Creme zu: In einer Schüssel den glutenfreien Ricotta mit den Eiern, geriebenem Käse, Salz und Pfeffer vermischen. Gut vermischen, bis eine homogene Creme entsteht.

Stellen Sie die Lasagne zusammen: Geben Sie eine dünne Schicht glutenfreies Tomatenpüree in eine Auflaufform. Eine Schicht glutenfreie Lasagneblätter auf dem Tomatenpüree verteilen.

Auberginen und Ricottacreme hinzufügen: Eine Schicht Auberginen auf dem Lasagneblatt verteilen. Eine Schicht Ricotta-Creme über die Auberginen geben. Abwechselnd Schichten von Lasagne, Auberginen und Ricottacreme auftragen, bis die Zutaten aufgebraucht sind.

Mozzarella hinzufügen (optional): Wenn Sie eine zähere Variante wünschen, können Sie zwischen den Lasagne-, Auberginen- und Ricotta-Cremeschichten Schichten glutenfreien Mozzarella hinzufügen.

Mit Tomatenpüree und geriebenem Käse abschließen: Eine letzte Schicht Tomatenpüree über die letzte Schicht Lasagne gießen und den glutenfreien geriebenen Käse darüber streuen.

Im Ofen backen: Die Form mit Alufolie abdecken und im vorgeheizten Ofen bei 180 °C etwa 30 Minuten backen. Die Folie entfernen und weitere 10–15 Minuten backen, bis die Oberfläche goldbraun und knusprig ist.

Servieren und garnieren: Die glutenfreie Auberginen-Ricotta-Lasagne ist servierfertig. Für einen Hauch von Farbe und Frische können Sie das Gericht mit einer Handvoll frischer Petersilie garnieren.

Diese Auberginen-Ricotta-Lasagne ist ein glutenfreies, leichtes und leckeres Gericht. Die Auberginen verleihen ihnen eine rauchige Note und machen sie besonders schmackhaft, während der Ricotta ihnen eine cremige und zarte Textur verleiht. Sie können diese köstliche Zubereitung als Hauptgericht für ein besonderes Abendessen oder zum gemeinsamen Essen mit Freunden und Familie genießen.

Buchweizenspaghetti mit Zucchinicreme

Zutaten:

- Glutenfreie Buchweizennudeln – 320 g;
- Zucchini – 3 mittelgroß;
- Zwiebel - 1 klein;
- Knoblauch – 2 Zehen;
- Glutenfreie Gemüsecreme – 200 ml (oder Sojacreme oder Reiscreme);
- Glutenfreie Gemüsebrühe – 1/2 Tasse;
- Extra natives Olivenöl – 3 Esslöffel;
- Salz und Pfeffer;
- Frische Petersilie – eine Handvoll (zum Garnieren);
- Geriebener glutenfreier Käse (wie Parmesan oder Pecorino) – 1/2 Tasse (optional für eine laktosefreie Version).

Vorbereitung:

Buchweizenspaghetti kochen: In einem Topf mit reichlich kochendem Salzwasser die Buchweizenspaghetti nach Packungsanweisung al dente kochen. Lassen Sie sie abtropfen und stellen Sie einen Teil des Kochwassers beiseite.

Zucchinicreme zubereiten: Die Zucchini waschen und nach Belieben in Scheiben oder Würfel schneiden. Zwiebel und Knoblauchzehen fein hacken. In einer großen Pfanne das native Olivenöl extra erhitzen und die gehackte Zwiebel und den Knoblauch hinzufügen. Bei mittlerer Hitze braten, bis sie goldbraun sind und duften.

Zucchini kochen: Die Zucchini mit der Zwiebel und dem Knoblauch in die Pfanne geben und bei mittlerer bis hoher Hitze zart, aber noch knusprig kochen. Mit Salz und Pfeffer abschmecken.

Zucchini pürieren: Die gekochten Zucchini in einen Mixer oder Stabmixer geben. Die Gemüsecreme und die glutenfreie Gemüsebrühe hinzufügen. Alles verrühren, bis eine glatte und homogene Creme entsteht.

Kombinieren Sie die Zutaten: Gießen Sie die Zucchinicreme mit der Zwiebel und dem Knoblauch in die Pfanne und vermischen Sie alles gut, um die Creme zu würzen.

Spaghetti würzen: Die Buchweizenspaghetti mit der Zucchinicreme in die Pfanne geben und gut vermischen, sodass sie mit der Sauce bedeckt sind. Wenn die Spaghetti zu trocken sind, können Sie zum Andicken etwas zurückgebliebenes Kochwasser hinzufügen.

Servieren und garnieren: Buchweizenspaghetti mit Zucchinicreme sind servierfertig. Wenn Sie möchten, können Sie das Gericht mit einer Handvoll frischer Petersilie und einer Prise geriebenem glutenfreiem Käse garnieren.

Diese Buchweizenspaghetti mit Zucchinicreme sind ein glutenfreies, leichtes und leckeres Gericht. Die Buchweizenspaghetti haben einen rustikalen Geschmack und eine angenehm al dente Konsistenz, während die Zucchinicreme dem Gericht eine unwiderstehliche Köstlichkeit und Frische verleiht. Sie können diese köstliche Zubereitung als Hauptgericht für eine leichte, aber schmackhafte Mahlzeit genießen. Es ist die ideale Wahl für Feinschmecker, die auf der Suche nach neuen Geschmacksrichtungen und Zutatenkombinationen sind.

Kartoffelgnocchi mit Gorgonzolacreme und Walnüssen

Zutaten:

- Glutenfreie Kartoffelknödel – 320 g;
- Gorgonzola - 150 g;
- Glutenfreie Gemüsecreme – 200 ml (oder Sojacreme oder Reiscreme);
- Walnüsse – 1/2 Tasse, grob gehackt;
- Glutenfreie Butter – 2 Esslöffel;
- Frischer Salbei – ein paar Blätter (optional, für eine aromatische Note);
- Salz und Pfeffer;
- Geriebener glutenfreier Käse (wie Parmesan oder Pecorino) – 1/2 Tasse (optional für eine laktosefreie Version).

Vorbereitung:

Kartoffelgnocchi kochen: Die Kartoffelgnocchi in einem Topf mit reichlich kochendem Salzwasser nach Packungsanweisung kochen, bis sie an die Oberfläche steigen. Lassen Sie sie abtropfen und stellen Sie einen Teil des Kochwassers beiseite.

Gorgonzola-Creme zubereiten: In einer großen Pfanne die glutenfreie Butter bei mittlerer Hitze schmelzen. Den in kleine Stücke geschnittenen Gorgonzola und die Gemüsecreme hinzufügen. Gut verrühren, bis der Käse vollständig geschmolzen ist und eine glatte Creme entsteht. Wenn Sie eine aromatische Note wünschen, können Sie der Creme einige frische Salbeiblätter hinzufügen und sie bei mittlerer Hitze einige Minuten lang aromatisieren.

Die Zutaten vermischen: Die Kartoffelgnocchi mit der Gorgonzola-Creme in die Pfanne geben und vorsichtig umrühren, bis sie mit der Soße bedeckt sind. Sollten die Gnocchi zu trocken sein, können Sie zum Andicken etwas zurückgebliebenes Kochwasser hinzufügen.

Nüsse hinzufügen: Die gehackten Walnüsse mit den Gnocchi und der Gorgonzolacreme in die Pfanne geben. Gut umrühren, um die Nüsse gleichmäßig in der Form zu verteilen.

Servieren und garnieren: Kartoffelgnocchi mit Gorgonzolacreme und Walnüssen sind servierfertig. Für einen zusätzlichen Geschmackskick können Sie das Gericht mit einer Prise glutenfreiem geriebenem Käse garnieren.

Diese Kartoffelgnocchi mit Gorgonzolacreme und Walnüssen sind ein glutenfreies, reichhaltiges und leckeres Gericht. Die weichen und umhüllenden Kartoffelgnocchi passen perfekt zur Gorgonzolacreme, die dem Gericht eine cremige und schmackhafte Käsenote verleiht, während die Walnüsse für einen Hauch Knusprigkeit und einen leicht süßen Geschmack sorgen. Sie können diese köstliche Zubereitung als Hauptgericht für ein besonderes Essen oder Abendessen mit Freunden und Familie genießen. Es ist eine ideale Wahl für Liebhaber von Käse und intensiven Aromen.

Reisnudeln mit Auberginen- und Tomatensauce

Zutaten:

- Glutenfreie Reisnudeln – 320 g;
- Auberginen – 2 mittelgroß;
- Reife Tomaten – 4 große (oder 1 Dose geschälte Tomaten);
- Zwiebel - 1 klein;
- Knoblauch – 2 Zehen;
- Extra natives Olivenöl – 3 Esslöffel;
- Frisches Basilikum – ein paar Blätter;
- Salz und Pfeffer;
- Geriebener glutenfreier Käse (wie Parmesan oder Pecorino) – 1/2 Tasse (optional für eine laktosefreie Version).

Vorbereitung:

Zubereitung der Auberginen: Waschen Sie die Auberginen und schneiden Sie sie nach Belieben in Würfel oder dünne Scheiben. Wenn Sie das Gericht noch leichter machen möchten, können Sie die Auberginen vor der Verwendung blanchieren. Dazu die Auberginenwürfel einige Minuten in kochendes Salzwasser legen, anschließend abtropfen lassen und gut trocknen.

Kochen Sie die Auberginen- und Tomatensauce: In einem Topf das native Olivenöl extra erhitzen und die gehackten Zwiebeln und Knoblauchzehen hinzufügen. Bei mittlerer Hitze braten, bis sie goldbraun sind und duften. Die Auberginen in den Topf geben und kochen, bis sie weich und leicht gebräunt sind.

Tomaten hinzufügen: Die gehackten reifen Tomaten oder geschälten Tomaten in den Topf mit den Auberginen geben. Wenn Sie frische Tomaten verwenden, können Sie diese auch kurz blanchieren und schälen. Bringen Sie die Soße zum Kochen, reduzieren Sie dann die Hitze und kochen Sie sie bei mittlerer bis niedriger Hitze etwa 20 bis 25 Minuten lang, bis sich die Tomaten aufgelöst haben und die Soße eine dicke Konsistenz erreicht hat.

Reisnudeln kochen: In einem Topf mit reichlich kochendem Salzwasser die Reisnudeln nach Packungsanweisung al dente kochen. Lassen Sie sie abtropfen und stellen Sie einen Teil des Kochwassers beiseite.

Kombinieren Sie die Zutaten: Geben Sie die Reisnudeln mit der Auberginen- und Tomatensoße in den Topf. Gut vermischen, um sie mit der Soße zu vermischen. Wenn die Nudeln zu trocken sind, können Sie zum Andicken etwas zurückgebliebenes Kochwasser hinzufügen.

Servieren und garnieren: Die Reisnudeln mit Auberginen- und Tomatensauce sind servierfertig. Wenn Sie möchten, können Sie das Gericht mit einigen frischen Basilikumblättern und einer Prise geriebenem glutenfreiem Käse garnieren.

Diese Reisnudeln mit Auberginen- und Tomatensauce sind ein glutenfreies, leckeres und leichtes Gericht. Die Reisnudeln haben eine zarte Konsistenz und nehmen den Geschmack der Auberginen- und Tomatensauce perfekt auf, was das Gericht wirklich köstlich macht. Sie können diese köstliche Zubereitung als Hauptgericht für eine gesunde und sättigende Mahlzeit genießen. Es ist eine ideale Wahl für alle, die ein leichtes, aber schmackhaftes Gericht suchen und sich glutenfrei ernähren.

Cremiges Spinat-Käse-Risotto

Zutaten:

- Reis für Risotto (wie Carnaroli oder Arborio) – 320 g;
- frischer Spinat - 200 g;
- Glutenfreie Gemüsebrühe - 1 l;
- Zwiebel - 1 klein;
- Knoblauch – 2 Zehen;
- Glutenfreie Butter – 2 Esslöffel;
- Extra natives Olivenöl – 2 Esslöffel;
- Geriebener glutenfreier Käse (wie Parmesan oder Pecorino) – 1/2 Tasse (optional für eine laktosefreie Version);
- Salz und Pfeffer.

Vorbereitung:

Spinatcreme zubereiten: Den Spinat waschen und in kochendem Salzwasser 2-3 Minuten blanchieren. Lassen Sie sie abtropfen und kühlen Sie sie unter kaltem Wasser ab, um das Kochen zu stoppen und die hellgrüne Farbe zu behalten. Drücken Sie sie dann aus, um überschüssiges Wasser zu entfernen.

Den Spinat pürieren: Geben Sie den gekochten Spinat in einen Mixer oder Stabmixer. Einen Löffel natives Olivenöl extra hinzufügen und verrühren, bis eine glatte und homogene Creme entsteht. Mit Salz und Pfeffer abschmecken.

Risotto kochen: In einem großen Topf einen Esslöffel natives Olivenöl extra erhitzen und die Zwiebel und die gehackten Knoblauchzehen hinzufügen. Bei mittlerer Hitze braten, bis sie goldbraun sind und duften. Den Reis in die Pfanne geben und leicht anrösten, dabei gut umrühren.

Brühe hinzufügen: Eine Kelle Gemüsebrühe in den Topf mit dem Reis geben. Bei mittlerer bis niedriger Hitze unter ständigem Rühren weiterkochen, bis die Brühe vom Reis aufgenommen wird. Geben Sie weiterhin löffelweise Brühe hinzu und rühren Sie weiter, bis der Reis al dente ist und den größten Teil der Brühe aufgesogen hat.

Rahmspinat und Käse vermischen: Den Rahmspinat zum Risotto geben und gut vermischen, damit der Reis mit der Sahne aromatisiert wird. Fügen Sie die glutenfreie Butter und den geriebenen Käse hinzu (wenn Sie eine laktosefreie Variante wünschen, können Sie den Käse weglassen oder eine laktosefreie Variante verwenden). Gut vermischen, damit das Risotto cremig und sämig wird.

Servieren und garnieren: Das Spinat-Käse-Creme-Risotto ist servierfertig. Für einen Farbtupfer können Sie das Gericht mit einer Prise glutenfreiem geriebenem Käse und einigen frischen Spinatblättern garnieren.

Dieses Spinat-Käse-Creme-Risotto ist ein glutenfreies, cremiges und leckeres Gericht. Die Spinatcreme verleiht dem Risotto eine frische und farbige Note, während der Käse ihm eine umhüllende Textur und einen reichhaltigen, cremigen Geschmack verleiht. Sie können diese köstliche Zubereitung als Hauptgericht für eine wohltuende und sättigende Mahlzeit genießen.

Fusilli mit Rucolapesto und getrockneten Tomaten

Zutaten:

- Glutenfreie Fusilli – 320 g;
- Frischer Rucola – 100 g;
- Getrocknete Tomaten – 1/2 Tasse;
- Nüsse – 1/2 Tasse;
- Geriebener glutenfreier Käse (wie Parmesan oder Pecorino) – 1/2 Tasse (optional für eine laktosefreie Version);
- Knoblauch – 1 Zehe;
- Extra natives Olivenöl – 1/2 Tasse;
- Salz und Pfeffer.

Vorbereitung:

Fusilli kochen: In einem Topf mit reichlich kochendem Salzwasser die glutenfreien Fusilli nach Packungsanweisung al dente kochen. Lassen Sie sie abtropfen und stellen Sie einen Teil des Kochwassers beiseite.

Rucola-Pesto zubereiten: Den Rucola gut waschen und trocknen. Geben Sie Rucola, getrocknete Tomaten, Walnüsse, Knoblauch und natives Olivenöl extra in einen Mixer oder Stabmixer. Alles pürieren, bis ein glattes und homogenes Pesto entsteht. Mit Salz und Pfeffer abschmecken.

Die Zutaten vermischen: Die Fusilli mit dem Rucola-Pesto in die Pfanne geben und gut vermischen, sodass sie mit dem Pesto bedeckt sind. Wenn die Fusilli zu trocken sind, können Sie zum Andicken etwas zurückgebliebenes Kochwasser hinzufügen.

Fügen Sie den Käse hinzu (optional): Wenn Sie eine noch schmackhaftere Variante wünschen, können Sie den Fusilli geriebenen glutenfreien Käse hinzufügen und gut vermischen, damit er schmilzt und das Gericht noch cremiger wird.

Servieren und garnieren: Die Fusilli mit Rucola-Pesto und getrockneten Tomaten sind servierfertig. Für einen Hauch von Farbe und Knusprigkeit können Sie das Gericht mit gehackten Walnüssen und etwas frischem Rucola garnieren.

Diese Fusilli mit Rucola-Pesto und getrockneten Tomaten sind ein glutenfreies, schmackhaftes und aromatisches Gericht. Das Rucola-Pesto verleiht den Fusilli eine würzige und frische Note, während die sonnengetrockneten Tomaten für einen Hauch Süße und einen konzentrierten und köstlichen Geschmack sorgen. Sie können diese köstliche Zubereitung als Hauptgericht für eine schmackhafte und aromatische Mahlzeit genießen.

Farfalle mit Brokkoli- und Speckcreme

Zutaten:

- Glutenfreie Schmetterlinge – 320 g;
- Brokkoli – 1 Bund;
- Geräucherter Speck - 100 g;
- Zwiebel - 1 klein;
- Knoblauch – 2 Zehen;
- Glutenfreie Gemüsecreme – 200 ml (oder Sojacreme oder Reiscreme);
- Geriebener glutenfreier Käse (wie Parmesan oder Pecorino) – 1/2 Tasse (optional für eine laktosefreie Version);
- Extra natives Olivenöl – 2 Esslöffel;
- Salz und Pfeffer.

Vorbereitung:

Farfalle kochen: Die glutenfreien Farfalle in einem Topf mit reichlich kochendem Salzwasser nach Packungsanweisung al dente kochen. Lassen Sie sie abtropfen und stellen Sie einen Teil des Kochwassers beiseite.

Zubereitung der Brokkoli-Creme: Den Brokkoli waschen, putzen und in kleine Stücke schneiden. In einem Topf mit kochendem Salzwasser den Brokkoli kochen, bis er weich ist. Lassen Sie sie abtropfen und kühlen Sie sie unter kaltem Wasser ab, um das Kochen zu stoppen und die hellgrüne Farbe zu behalten.

Den Speck kochen: In einer Pfanne einen Löffel natives Olivenöl extra erhitzen und den gewürfelten geräucherten Speck hinzufügen. Bei mittlerer Hitze goldbraun und knusprig braten. Den Speck aus der Pfanne nehmen und beiseite stellen.

Kochen Sie die Brokkolicreme: Geben Sie in derselben Pfanne, in der Sie den Speck gekocht haben, einen weiteren Esslöffel natives Olivenöl extra hinzu und braten Sie die gehackten Zwiebeln und Knoblauchzehen an. Den gekochten Brokkoli dazugeben und einige Minuten bei mittlerer Hitze anbraten. Die Gemüsecreme dazugeben und gut verrühren. Bei mittlerer bis niedriger Hitze kochen, bis der Brokkoli gut mit der Sahne vermischt ist.

Brokkolicreme pürieren: Geben Sie den Brokkoli mit der Creme in einen Mixer oder Stabmixer. Mischen, bis eine glatte und homogene Creme entsteht. Mit Salz und Pfeffer abschmecken.

Kombinieren Sie die Zutaten: Geben Sie die Farfalle zusammen mit der Brokkolicreme in die Pfanne und vermischen Sie sie gut, sodass sie mit der Soße bedeckt sind. Wenn die Farfalle zu trocken sind, können Sie etwas Kochwasser hinzufügen, um sie cremig zu machen.

Den Speck hinzufügen: Den knusprigen Speck mit der Farfalle-Brokkoli-Creme in die Pfanne geben. Gut vermischen, um den Speck gleichmäßig in der Form zu verteilen.

Servieren und garnieren: Farfalle mit Brokkolicreme und Speck sind servierfertig. Für einen zusätzlichen Geschmackskick können Sie das Gericht mit einer Prise glutenfreiem geriebenem Käse garnieren.

Diese Schmetterlinge mit Brokkoli-Speck-Creme sind ein glutenfreies, cremiges und leckeres Gericht. Die Brokkolicreme verleiht dem Gericht eine frische und farbige Note, während der Pancetta einen unwiderstehlichen und knusprigen Geschmack verleiht. Sie können diese köstliche Zubereitung als Hauptgericht für eine schmackhafte und sättigende Mahlzeit genießen. Es ist eine ideale Wahl für Liebhaber von Pasta und intensiven Aromen.

Fleischravioli mit frischer Tomatensauce

Zutaten für die Fleischravioli:

- Glutenfreie Ravioli-Nudeln – 320 g (Sie können sie fertig auf dem Markt finden oder zu Hause mit glutenfreiem Mehl, Eiern und Wasser zubereiten);
- Hackfleisch (Rind oder Schweinefleisch) – 300 g;
- Zwiebel – 1 klein, fein gehackt;
- Knoblauch – 2 Zehen, fein gehackt;
- Extra natives Olivenöl – 2 Esslöffel;
- Salz und Pfeffer.

Zutaten für die frische Tomatensauce:

- Reife Tomaten – 4 große;
- Zwiebel – 1 klein, fein gehackt;
- Knoblauch – 2 Zehen, fein gehackt;
- Extra natives Olivenöl – 2 Esslöffel;
- Frisches Basilikum – ein paar Blätter;
- Salz und Pfeffer.

Vorbereitung:

Bereiten Sie die Fleischravioli zu: In einer Pfanne das native Olivenöl extra erhitzen und die gehackten Zwiebeln und Knoblauchzehen hinzufügen. Bei mittlerer Hitze braten, bis sie goldbraun sind und duften. Das Hackfleisch in die Pfanne geben und anbraten, bis es gut gebräunt und durchgegart ist. Mit Salz und Pfeffer abschmecken. Lassen Sie die Fleischfüllung abkühlen.

Ravioli-Teig ausrollen: Wenn Sie fertigen Ravioli-Teig verwenden, rollen Sie die Teigplatten auf einer leicht bemehlten Fläche mit glutenfreiem Mehl aus. Wenn Sie die Nudeln zu Hause zubereiten, rollen Sie sie mit einem Nudelholz auf einer mit glutenfreiem Mehl bemehlten Fläche aus.

Die Ravioli füllen: Kleine Häufchen Fleischfüllung auf der Hälfte des Teigblatts anordnen, dabei etwas Platz dazwischen lassen. Falten Sie die andere Teighälfte über die Füllung und drücken Sie sie leicht an, um die Ravioli zu verschließen.

Ravioli kochen: In einem Topf mit reichlich kochendem Salzwasser die Ravioli gemäß den Anweisungen auf der Packung kochen oder bis sie an die Oberfläche steigen. Lassen Sie sie abtropfen und stellen Sie einen Teil des Kochwassers beiseite.

Bereiten Sie die frische Tomatensauce zu: Schälen Sie die Tomaten und schneiden Sie sie in kleine Stücke. In einer Pfanne das native Olivenöl extra erhitzen und die gehackten Zwiebeln und Knoblauchzehen hinzufügen. Bei mittlerer Hitze braten, bis sie goldbraun sind und duften. Geben Sie die gehackten Tomaten in die Pfanne und kochen Sie sie, bis sie auseinanderfallen und eine dicke Konsistenz erreicht haben. Mit Salz und Pfeffer abschmecken.

Kombinieren Sie die Zutaten: Geben Sie die Fleischravioli mit der frischen Tomatensauce in die Pfanne und rühren Sie vorsichtig um, um sie mit der Sauce zu überziehen. Wenn die Ravioli zu trocken sind, können Sie zum Andicken etwas zurückgebliebenes Kochwasser hinzufügen.

Servieren und garnieren: Fleischravioli mit frischer Tomatensauce sind servierfertig. Wenn Sie möchten, können Sie das Gericht mit einigen frischen Basilikumblättern und einer Prise geriebenem glutenfreiem Käse garnieren.

Diese Fleischravioli mit frischer Tomatensauce sind ein glutenfreies, schmackhaftes und sättigendes Gericht. Die mit einer leckeren Fleischfüllung gefüllten Ravioli passen perfekt zur frischen Tomatensauce, die dem Gericht einen reichhaltigen, frischen Geschmack verleiht. Sie können diese köstliche Zubereitung als Hauptgericht für ein besonderes Essen oder Abendessen mit Freunden und Familie genießen. Es ist die ideale Wahl für Liebhaber gefüllter Pasta und unverfälschter Aromen.

Linguine mit Zitrone und Garnelen

Zutaten:

- Glutenfreie Linguine – 320 g;
- Frische oder gefrorene geschälte Garnelen – 300 g;
- Knoblauch – 2 Zehen, fein gehackt;
- Glutenfreie Butter – 2 Esslöffel;
- Extra natives Olivenöl – 2 Esslöffel;
- Zitronensaft – 1/4 Tasse (ungefähr der Saft einer Zitrone);
- abgeriebene Zitronenschale – von 1 Zitrone;
- Frische Petersilie – ein paar Blätter, fein gehackt;
- Salz und Pfeffer.

Vorbereitung:

Linguine kochen: In einem Topf mit reichlich kochendem Salzwasser die glutenfreien Linguine nach Packungsanweisung al dente kochen. Lassen Sie sie abtropfen und stellen Sie einen Teil des Kochwassers beiseite.

Garnelen kochen: In einer Pfanne einen Esslöffel natives Olivenöl extra erhitzen und die gehackten Knoblauchzehen hinzufügen. Bei mittlerer Hitze braten, bis sie goldbraun sind und duften. Geben Sie die geschälten Garnelen in die Pfanne und kochen Sie sie, bis sie rosa und gut gegart sind. Mit Salz und Pfeffer abschmecken. Legen Sie einige Garnelen zum Garnieren des Gerichts beiseite.

Zitronenquark zubereiten: In einer kleinen Schüssel den Zitronensaft mit der abgeriebenen Zitronenschale vermischen. Die glutenfreie Butter mit den Garnelen in die Pfanne geben und schmelzen lassen. Gießen Sie die Zitronencreme in die Pfanne und rühren Sie gut um, um die Aromen zu vermischen.

Die Zutaten vermischen: Die Linguine mit den Garnelen und der Zitronencreme in die Pfanne geben. Vorsichtig umrühren, um sie mit der Soße zu überziehen. Wenn die Linguine zu trocken ist, können Sie zum Andicken etwas zurückgebliebenes Kochwasser hinzufügen.

Servieren und garnieren: Die Linguine mit Zitrone und Garnelen sind servierfertig. Für einen Hauch von Farbe und Frische können Sie das Gericht mit einigen ganzen Garnelen und einer Prise gehackter frischer Petersilie garnieren.

Diese Linguine mit Zitrone und Garnelen sind ein glutenfreies Gericht, frisch und voller Geschmack. Die Zitrone verleiht der Linguine eine säuerliche und frische Note, während die Garnelen ihr einen leckeren Meeresgeschmack verleihen. Sie können diese köstliche Zubereitung als Hauptgericht für eine leichte und schmackhafte Mahlzeit genießen. Es ist eine ideale Wahl für Liebhaber von Meeresaromen und duftenden Gerichten.

Kürbisspaghetti mit Tomatensauce und Basilikum

Zutaten:

- Zucchini – 4 mittelgroß;
- Reife Tomaten – 4 große;
- Zwiebel – 1 klein, fein gehackt;
- Knoblauch – 2 Zehen, fein gehackt;
- Frisches Basilikum – ein paar Blätter;
- Extra natives Olivenöl – 2 Esslöffel;
- Salz und Pfeffer.

Vorbereitung:

Kürbisspaghetti zubereiten: Die Zucchini gut waschen und die Enden abschneiden. Verwandeln Sie die Zucchini mit Hilfe eines Spiralschneiders in Kürbisspaghetti. Wenn Sie keinen Spiralschneider haben, können Sie die Zucchini mit einem scharfen Messer in Julienne-Streifen oder dünne Scheiben schneiden.

Tomatensauce zubereiten: Tomaten schälen und in Würfel schneiden. In einer Pfanne das native Olivenöl extra erhitzen und die gehackten Zwiebeln und Knoblauchzehen hinzufügen. Bei mittlerer Hitze braten, bis sie goldbraun sind und duften. Geben Sie die gehackten Tomaten in die Pfanne und kochen Sie sie, bis sie auseinanderfallen und eine dicke Konsistenz erreicht haben. Mit Salz und Pfeffer abschmecken. Wenn die Soße zu trocken ist, können Sie etwas Wasser hinzufügen, um die richtige Konsistenz zu erhalten.

Spaghettikürbis kochen: In einem Topf mit reichlich kochendem Salzwasser den Spaghettikürbis 2-3 Minuten kochen, bis er leicht zart, aber noch al dente ist. Lassen Sie sie abtropfen und stellen Sie einen Teil des Kochwassers beiseite

Kombinieren Sie die Zutaten: Geben Sie den Spaghettikürbis mit der Tomatensauce und frischem Basilikum in die Pfanne. Vorsichtig umrühren, um sie mit der Soße zu überziehen. Wenn die Spaghetti zu trocken sind, können Sie zum Andicken etwas zurückgebliebenes Kochwasser hinzufügen.

Servieren und garnieren: Die Kürbisspaghetti mit Tomatensauce und Basilikum sind servierfertig. Für einen zusätzlichen Hauch von Farbe und Geschmack können Sie das Gericht mit einigen frischen Basilikumblättern und einer Prise gemahlenem schwarzem Pfeffer garnieren.

Diese Kürbisspaghetti mit Tomatensauce und Basilikum sind ein glutenfreies, leichtes, leckeres und gesundes Gericht. Spaghetti mit Kürbis passen perfekt zu Tomatensauce und frischem Basilikum und ergeben ein farbenfrohes und leckeres Gericht. Sie können diese köstliche Zubereitung als Hauptgericht für eine leichte und sättigende Mahlzeit genießen. Es ist eine ideale Wahl für alle, die eine gesunde und schmackhafte Alternative zu traditioneller Pasta suchen.

Penne mit Wurst und Pilzsauce

Zutaten:

- Glutenfreie Penne – 320 g;
- Wurst – 300 g (Sie können zwischen Schweinswurst, Hühnerwurst oder Gemüsewurst aus Soja oder Hülsenfrüchten wählen);
- Champignons – 200 g, in kleine Scheiben geschnitten;
- Zwiebel – 1 klein, fein gehackt;
- Knoblauch – 2 Zehen, fein gehackt;
- Geschälte Tomaten – 400 g (1 Dose);
- Trockener Weißwein – 1/4 Tasse (60 ml) (optional);
- Extra natives Olivenöl – 2 Esslöffel;
- Frischer Rosmarin – ein paar Blätter;
- Salz und Pfeffer;
- Geriebener glutenfreier Käse (z. B. Parmesan oder Pecorino) – zum Servieren (optional für eine laktosefreie Variante).

Vorbereitung:

Penne kochen: In einem Topf mit reichlich kochendem Salzwasser die glutenfreien Penne nach Packungsanweisung al dente kochen. Lassen Sie sie abtropfen und stellen Sie einen Teil des Kochwassers beiseite.

Wurst und Pilze kochen: In einer Pfanne einen Esslöffel natives Olivenöl extra erhitzen und die zerbröckelte Wurst hinzufügen. Kochen Sie es, bis es gut gebräunt und gar ist. Die Wurst aus der Pfanne nehmen und beiseite stellen. In derselben Pfanne einen weiteren Esslöffel natives Olivenöl extra hinzufügen und die gehackten Zwiebeln und Knoblauchzehen anbraten. Die in Scheiben geschnittenen Champignons in die Pfanne geben und braten, bis sie braun und durchgegart sind.

Bereiten Sie die Soße zu: Geben Sie die Dosentomaten mit den Pilzen in die Pfanne und zerdrücken Sie sie leicht mit einer Gabel. Fügen Sie die gebräunte Wurst und den trockenen Weißwein hinzu (falls Sie ihn verwenden). Mit Salz und Pfeffer abschmecken. Bei mittlerer Hitze einige Minuten kochen lassen, bis die Sauce leicht eingedickt ist.

Kombinieren Sie die Zutaten: Geben Sie die Penne mit der Wurst- und Pilzsoße in die Pfanne. Gut vermischen, um sie mit der Soße zu vermischen. Wenn die Penne zu trocken sind, können Sie zum Andicken etwas zurückgebliebenes Kochwasser hinzufügen.

Servieren und garnieren: Penne mit Wurst und Pilzsauce sind servierfertig. Wenn Sie möchten, können Sie das Gericht mit einigen frischen Rosmarinblättern und einer Prise geriebenem glutenfreiem Käse garnieren.

Diese Penne-Nudeln mit Wurst und Pilzsauce sind ein leckeres und schmackhaftes glutenfreies Gericht. Wurst und Pilze verbinden sich perfekt zu einer reichhaltigen und umhüllenden Sauce für glutenfreie Penne-Nudeln. Sie können diese köstliche Zubereitung als Hauptgericht für eine herzhafte und sättigende Mahlzeit genießen.

Gemüselasagne mit Tomatensauce und glutenfreiem Béchamel

Zutaten:

- Zucchini – 3 mittelgroß;
- Auberginen – 2 mittelgroß;
- Reife Tomaten – 4 große;
- Zwiebel – 1 klein, fein gehackt;
- Knoblauch – 2 Zehen, fein gehackt;
- Extra natives Olivenöl – 2 Esslöffel;
- Salz und Pfeffer.

Zutaten für die Tomatensauce:

- Geschälte Tomaten – 400 g (1 Dose);
- Frisches Basilikum – ein paar Blätter;
- Salz und Pfeffer.

Zutaten für die Béchamelsauce:

- Glutenfreie Milch (z. B. Reis- oder Mandelmilch) – 500 ml;
- Glutenfreie Butter – 2 Esslöffel;
- Glutenfreies Mehl – 2 Esslöffel (Sie können Reis- oder Maismehl verwenden);
- Muskatnuss – eine Prise;
- Salz und Pfeffer.

Zutaten für den Zusammenbau:

- Geriebener glutenfreier Käse (z. B. Parmesan oder Pecorino) – für die Oberseite (optional für eine laktosefreie Variante).

Vorbereitung:

Bereiten Sie das Gemüse vor: Zucchini und Auberginen gut waschen, dann der Länge nach in dünne Scheiben schneiden. Kochen Sie sie auf dem Grill oder in einer beschichteten Pfanne mit etwas nativem Olivenöl extra, bis sie leicht gebräunt sind. Lassen Sie sie auf saugfähigem Papier abtropfen, um überschüssiges Öl zu entfernen.

Tomatensauce zubereiten: Tomaten schälen und in Würfel schneiden. In einer Pfanne einen Esslöffel natives Olivenöl extra erhitzen und die Zwiebel und die gehackten Knoblauchzehen hinzufügen. Bei mittlerer Hitze braten, bis sie goldbraun sind und duften. Die geschälten Tomaten in die Pfanne geben und mit einer Gabel leicht zerdrücken. Mit Salz und Pfeffer abschmecken. Bei mittlerer Hitze einige Minuten kochen lassen, bis die Sauce leicht eingedickt ist. Fügen Sie einige frische Basilikumblätter hinzu, um die Sauce zu würzen.

Bereiten Sie die Bechamelsauce zu: In einem Topf die glutenfreie Butter bei mittlerer Hitze schmelzen. Das glutenfreie Mehl dazugeben und gut verrühren, bis eine glatte Masse entsteht. Gießen Sie nach und nach die glutenfreie Milch hinzu und rühren Sie dabei ständig um, um eine Klumpenbildung zu vermeiden. Rühren Sie weiter, bis die Béchamelsauce eindickt und die richtige Konsistenz erreicht. Mit Salz, Pfeffer und Muskat abschmecken.

Lasagne zusammenstellen: In einer Auflaufform eine Schicht Tomatensauce auf dem Boden verteilen. Dann eine Schicht gegrillter Auberginen- und Zucchinischeiben darauf verteilen. Mit etwas Béchamelsauce bedecken. Wiederholen Sie die verschiedenen Schichten, bis die Zutaten aufgebraucht sind, und schließen Sie mit einer Schicht Béchamelsauce auf der Oberfläche ab.

Lasagne zubereiten: Die Pfanne mit Alufolie abdecken und im vorgeheizten Backofen bei 180 °C etwa 30 Minuten garen. Dann die Folie entfernen und weitere 10–15 Minuten backen, bis die Oberfläche goldbraun und knusprig ist.

Servieren und garnieren: Die Gemüselasagne mit Tomatensauce und glutenfreiem Béchamel ist servierfertig. Nach Belieben können Sie die Oberfläche mit etwas geriebenem glutenfreiem Käse garnieren.

Diese glutenfreie Gemüselasagne mit Tomatensauce und Béchamel ist ein herzhaftes und schmackhaftes Gericht, perfekt für ein besonderes Abendessen oder ein Familienessen. Das gegrillte Gemüse wird mit Tomatensauce und Béchamelsauce kombiniert und ergibt ein cremiges und umhüllendes Gericht. Sie können diese köstliche Zubereitung als Einzelgericht oder als Beilage genießen. Es ist eine ideale Wahl für alle, die eine glutenfreie Alternative zur klassischen Lasagne suchen.

Kartoffelgnocchi mit Steinpilzcreme

Zutaten für die Kartoffelgnocchi:

- Kartoffeln - 500 g;
- Glutenfreies Mehl (z. B. Reis- oder Maismehl) – 150–200 g;
- Eigelb – 2;
- Salz - 1 TL.

Zutaten für die Steinpilzcreme:

- Frische oder getrocknete Steinpilze – 200 g;
- Zwiebel – 1 mittelgroß, fein gehackt;
- Knoblauch – 2 Zehen, fein gehackt;
- Glutenfreie Butter – 2 Esslöffel;
- Extra natives Olivenöl – 2 Esslöffel;
- Frische Petersilie – ein paar Blätter, fein gehackt;
- Salz und Pfeffer;
- Glutenfreie Gemüsebrühe – 250 ml;
- Glutenfreie Kochcreme – 100 ml.

Vorbereitung:

Zubereitung der Kartoffelgnocchi: Die ganzen Kartoffeln in reichlich Salzwasser kochen, bis sie weich sind. Abgießen und etwas abkühlen lassen, dann schälen und durch einen Kartoffelstampfer oder ein Sieb passieren, um ein glattes Püree zu erhalten.

Mehl und Eigelb hinzufügen: Glutenfreies Mehl, Eigelb und Salz zum Kartoffelpüree geben. Verarbeiten Sie die Zutaten mit den

Händen, bis ein glatter und elastischer Teig entsteht. Fügen Sie bei Bedarf mehr Mehl hinzu, aber übertreiben Sie es nicht, denn die Gnocchi müssen weich sein.

Gnocchi formen: Den Teig in kleine Portionen teilen und auf einer bemehlten Fläche zu Zylindern ausrollen. Schneiden Sie die Zylinder in etwa 2 cm große Stücke und geben Sie den Gnocchi eine runde Form, indem Sie sie leicht mit den Zinken einer Gabel andrücken, um den charakteristischen Effekt zu erzielen.

Gnocchi kochen: In einem Topf mit reichlich Salzwasser die Gnocchi kochen, bis sie an die Oberfläche steigen. Lassen Sie sie vorsichtig mit einem Schaumlöffel abtropfen und stellen Sie sie beiseite.

Zubereitung der Steinpilzcreme: Die frischen Steinpilze putzen und in dünne Scheiben schneiden. Wenn Sie getrocknete Pilze verwenden, rehydrieren Sie diese 20 Minuten lang in heißem Wasser, drücken Sie sie dann aus und schneiden Sie sie in Scheiben. In einer Pfanne Butter und natives Olivenöl extra erhitzen und die Zwiebel und die gehackten Knoblauchzehen hinzufügen. Bei mittlerer Hitze braten, bis sie goldbraun sind und duften. Die Pilze in die Pfanne geben und kochen, bis sie weich und goldbraun sind.

Brühe und Sahne hinzufügen: Die Gemüsebrühe in die Pfanne mit den Pilzen gießen und einige Minuten kochen, bis sie leicht eingekocht sind. Die glutenfreie Kochsahne hinzufügen und bei mittlerer Hitze kochen, bis die Creme leicht eindickt. Mit Salz und Pfeffer abschmecken.

Die Zutaten vermischen: Die Gnocchi mit der Steinpilzcreme in die Pfanne geben. Vorsichtig mischen, um sie mit der Sahne zu würzen.

Servieren und garnieren: Kartoffelgnocchi mit Steinpilzcreme sind servierfertig. Für einen Hauch von Farbe und Frische können Sie das Gericht mit ein paar gehackten frischen Petersilienblättern garnieren.

Diese Kartoffelgnocchi mit Steinpilzcreme sind ein schmackhaftes und umhüllendes Gericht, perfekt für ein besonderes Abendessen oder ein Familienessen. Die samtige Steinpilzcreme harmoniert perfekt mit der Zartheit der Gnocchi und ergibt ein unwiderstehliches Gericht für Liebhaber der Aromen der Herbstküche. Sie können diese köstliche Zubereitung als Hauptgericht für eine sättigende und vollwertige Mahlzeit genießen.

Brauner Reis mit Paprika und Zucchini

Zutaten:

- Brauner Reis – 1 Tasse;
- Paprika – 2 (Sie können Paprika in verschiedenen Farben verwenden, um das Gericht auffälliger zu machen);
- Zucchini – 2 mittelgroß;
- Zwiebel – 1 mittelgroß, fein gehackt;
- Knoblauch – 2 Zehen, fein gehackt;
- Extra natives Olivenöl – 2 Esslöffel;
- Glutenfreie Gemüsebrühe – 2 Tassen;
- Frische Petersilie – ein paar Blätter, fein gehackt;
- Salz und Pfeffer.

Vorbereitung:

Bereiten Sie den Reis vor: Waschen Sie den braunen Reis unter fließendem Wasser, bis das Wasser klar ist. In einem Topf einen Löffel natives Olivenöl extra erhitzen und den Reis hinzufügen. Rösten Sie es einige Minuten lang leicht und rühren Sie dabei häufig um, um seinen Geschmack zu verstärken.

Gemüse kochen: Paprika und Zucchini gut waschen, dann in Würfel oder Scheiben schneiden. In einer Pfanne das restliche Olivenöl extra vergine erhitzen und die Zwiebel und die gehackten Knoblauchzehen hinzufügen. Bei mittlerer Hitze braten, bis sie goldbraun sind und duften. Paprika und Zucchini in die Pfanne geben und kochen, bis sie weich, aber noch knusprig sind. Mit Salz und Pfeffer abschmecken.

Reis kochen: Die heiße Gemüsebrühe mit dem gerösteten Reis in die Pfanne geben. Mit einem Deckel abdecken und bei mittlerer

Hitze kochen, bis der Reis gar ist und die Brühe aufgesogen ist. Dieser Vorgang kann je nach verwendeter brauner Reissorte etwa 30–40 Minuten dauern. Bei Bedarf während des Kochens etwas Gemüsebrühe hinzufügen, damit der Reis nicht zu stark austrocknet.

Kombinieren Sie die Zutaten: Geben Sie das gekochte Gemüse mit dem gekochten Reis in den Topf. Vorsichtig mischen, um sie mit dem Reis zu vermischen.

Servieren und garnieren: Brauner Reis mit Paprika und Zucchini ist servierfertig. Für einen Hauch von Frische und Farbe können Sie das Gericht mit einigen gehackten frischen Petersilienblättern garnieren.

Dieser braune Reis mit Paprika und Zucchini ist ein leckeres und gesundes Gericht, perfekt für eine vollständige und ausgewogene Mahlzeit. Brauner Reis lässt sich perfekt mit Paprika und Zucchini kombinieren und ergibt ein farbenfrohes und schmackhaftes Gericht. Sie können diese köstliche Zubereitung als Hauptgericht für eine leichte und sättigende Mahlzeit genießen. Es ist eine ideale Wahl für diejenigen, die ein glutenfreies, gesundes und schmackhaftes Gericht wünschen.

Pappardelle mit Kaninchenragout

Zutaten:

- Glutenfreie Pappardelle - 320 g;
- Kaninchenfleisch – 500 g, in Stücke geschnitten;
- Karotten – 2 mittelgroß, gewürfelt;
- Sellerie – 2 Stangen, gewürfelt;
- Zwiebel – 1 mittelgroß, fein gehackt;
- Knoblauch – 2 Zehen, fein gehackt;
- Trockener Weißwein – 1/4 Tasse (60 ml);
- Geschälte Tomaten – 400 g (1 Dose);
- Glutenfreie Gemüsebrühe – 1 Tasse;
- Frischer Rosmarin – ein paar Blätter;
- Frischer Salbei – ein paar Blätter;
- Extra natives Olivenöl – 2 Esslöffel;
- Salz und Pfeffer;
- Geriebener glutenfreier Käse (z. B. Parmesan oder Pecorino) – zum Servieren (optional für eine laktosefreie Variante).

Vorbereitung:

Bereiten Sie das Kaninchenragout zu: In einem Topf oder einer Kasserolle das native Olivenöl extra erhitzen und das in Stücke geschnittene Kaninchenfleisch hinzufügen. Bei mittlerer Hitze von allen Seiten goldbraun anbraten. Das Fleisch aus dem Topf nehmen und beiseite stellen.

Bereiten Sie das Sauté vor: Geben Sie in denselben Topf die gehackte Zwiebel, die gewürfelten Karotten und den gewürfelten Sellerie. Das Gemüse bei mittlerer Hitze anbraten, bis es weich und leicht gebräunt ist. Den gehackten Knoblauch dazugeben und eine Minute bräunen lassen.

Ragù kochen: Das Kaninchenfleisch mit dem sautierten Gemüse zurück in die Pfanne geben. Den trockenen Weißwein angießen und vollständig verdampfen lassen. Die geschälten Tomaten dazugeben und mit einer Gabel leicht zerdrücken. Mit Salz und Pfeffer abschmecken. Fügen Sie die frischen Rosmarin- und Salbeiblätter hinzu. Die heiße Gemüsebrühe hinzufügen und bei schwacher Hitze mindestens eine Stunde kochen lassen, bis das Ragout die richtige Konsistenz erreicht hat und das Kaninchenfleisch weich und saftig ist. Sollte das Ragù während des Kochens zu trocken werden, etwas Gemüsebrühe hinzufügen.

Pappardelle kochen: In einem Topf mit reichlich Salzwasser die glutenfreien Pappardelle nach Packungsanweisung al dente kochen. Lassen Sie sie abtropfen und stellen Sie sie beiseite.

Die Zutaten vermischen: Die Pappardelle mit dem Kaninchenragout in den Topf geben. Vorsichtig mischen, um sie mit dem Ragù zu würzen.

Servieren und garnieren: Pappardelle mit Kaninchenragout sind servierfertig. Wenn Sie möchten, können Sie das Gericht mit einigen frischen Salbeiblättern und einer Prise geriebenem glutenfreiem Käse garnieren.

Diese Pappardelle mit Kaninchenragout sind ein schmackhaftes und umhüllendes Gericht, perfekt für ein besonderes Abendessen oder ein Familienessen. Das an Aromen und Aromen reiche Kaninchenragout passt perfekt zu Pappardelle und ergibt ein rustikales und sättigendes Gericht. Sie können diese köstliche Zubereitung als Hauptgericht für ein herzhaftes und authentisches Essen genießen.

Farfalle mit Artischockencreme und Speck

Zutaten:

- Glutenfreie Schmetterlinge – 320 g;
- Artischockenherzen – 400 g (im Glas oder gefroren);
- Speck – 100 g, gewürfelt;
- Zwiebel – 1 mittelgroß, fein gehackt;
- Knoblauch – 2 Zehen, fein gehackt;
- Glutenfreie Kochsahne – 200 ml;
- Glutenfreie Gemüsebrühe – 1/2 Tasse;
- Geriebener glutenfreier Käse (z. B. Parmesan oder Pecorino) – zum Servieren (optional für eine laktosefreie Variante);
- Extra natives Olivenöl – 2 Esslöffel;
- Salz und Pfeffer.

Vorbereitung:

Farfalle kochen: Die glutenfreien Farfalle in einem Topf mit reichlich Salzwasser nach Packungsanweisung al dente kochen. Lassen Sie sie abtropfen und stellen Sie sie beiseite.

Bereiten Sie die Artischockencreme zu: Wenn Sie gefrorene Artischockenherzen verwenden, befolgen Sie die Anweisungen auf der Packung zum Kochen. Wenn Sie Artischockenherzen im Glas verwenden, lassen Sie diese gut aus der Einmachflüssigkeit abtropfen und spülen Sie sie unter fließendem Wasser ab. Die Artischockenherzen in kleinere Stücke schneiden.

Den Speck kochen: In einer Pfanne einen Esslöffel natives Olivenöl extra erhitzen und den gewürfelten Speck hinzufügen.

Bei mittlerer bis hoher Hitze goldbraun und knusprig braten. Nehmen Sie den Speck aus der Pfanne und legen Sie ihn beiseite.

Anbraten: In derselben Pfanne wie das Speckfett die gehackte Zwiebel hinzufügen und bei mittlerer Hitze goldbraun und weich anbraten. Den gehackten Knoblauch dazugeben und eine Minute bräunen lassen.

Bereiten Sie die Artischockencreme zu: Geben Sie die Artischockenherzen mit den sautierten Zwiebeln und dem Knoblauch in die Pfanne. Kochen Sie sie einige Minuten lang bei mittlerer Hitze, bis sie weich und aromatisch sind.

Sahne und Brühe hinzufügen: Die Kochsahne mit den Artischocken in die Pfanne geben und gut vermischen. Fügen Sie außerdem die glutenfreie Gemüsebrühe hinzu und kochen Sie bei mittlerer Hitze, bis die Creme leicht eindickt. Mit Salz und Pfeffer abschmecken.

Die Zutaten vermischen: Die Farfalle mit der Artischockencreme in die Pfanne geben. Vorsichtig mischen, um sie mit der Sahne zu würzen.

Servieren und garnieren: Die Farfalle mit Artischockencreme und Speck sind servierfertig. Wenn Sie möchten, können Sie das Gericht mit einer Prise glutenfreiem geriebenem Käse garnieren.

Diese Farfalle mit Artischockencreme und Speck sind ein cremiges und leckeres Gericht, perfekt für ein besonderes Abendessen oder ein Familienessen. Die Artischockencreme passt perfekt zum knusprigen Speck und ergibt ein umhüllendes und köstliches Gericht. Sie können diese köstliche Zubereitung als Hauptgericht für eine vollständige und sättigende Mahlzeit genießen.

Karotten-Käse-Creme-Risotto

Zutaten:

- Arborio- oder Carnaroli-Reis – 320 g;
- Karotten – 400 g, in dünne Ringe geschnitten;
- Zwiebel – 1 mittelgroß, fein gehackt;
- Knoblauch – 2 Zehen, fein gehackt;
- Glutenfreie Kochsahne – 200 ml;
- Glutenfreie Gemüsebrühe - 1 l;
- Glutenfreier geriebener Käse (wie Parmesan oder Pecorino) – 50 g;
- Glutenfreie Butter – 2 Esslöffel;
- Extra natives Olivenöl – 2 Esslöffel;
- Frische Petersilie – ein paar Blätter, fein gehackt;
- Salz und Pfeffer.

Vorbereitung:

Bereiten Sie die Karottencreme zu: In einem Topf einen Löffel natives Olivenöl extra erhitzen und die in dünne Scheiben geschnittenen Karotten hinzufügen. Bei mittlerer Hitze kochen, bis sie weich sind. Fügen Sie die glutenfreie Kochsahne hinzu und kochen Sie sie einige Minuten lang, bis die Karotten noch weicher sind und die Sahne leicht eingedickt ist. Die Karotten und die Sahne mit einem Stabmixer mixen, bis eine glatte und homogene Creme entsteht. Mit Salz und Pfeffer abschmecken. Die Karottencreme beiseite stellen.

Risotto kochen: In einem Topf die Butter und einen Löffel natives Olivenöl extra erhitzen. Die gehackte Zwiebel hinzufügen und bei mittlerer Hitze anbraten, bis sie goldbraun und weich ist. Den gehackten Knoblauch dazugeben und eine Minute bräunen lassen.

Reis rösten: Geben Sie den Reis mit dem Braten in die Pfanne und rösten Sie ihn bei mittlerer bis hoher Hitze unter ständigem Rühren leicht an, um den Geschmack hervorzuheben.

Risotto kochen: Nach und nach die heiße Gemüsebrühe zum Reis geben, eine Schöpfkelle nach der anderen, dabei ständig umrühren und die Brühe aufsaugen lassen, bevor man die nächste hinzufügt. Bei mittlerer bis niedriger Hitze unter häufigem Rühren weiterkochen, bis der Reis al dente ist und eine cremige Konsistenz hat.

Fügen Sie die Karottencreme hinzu: Geben Sie die Karottencreme zum Risotto und verrühren Sie alles vorsichtig, bis es gut mit dem Reis vermischt ist.

Den Käse hinzufügen: Den geriebenen Käse zum Risotto geben und verrühren, bis eine noch cremigere und cremigere Soße entsteht.

Servieren und garnieren: Das Karotten-Käse-Creme-Risotto ist servierfertig. Für einen Hauch von Frische und Farbe können Sie das Gericht mit einigen gehackten frischen Petersilienblättern garnieren.

Dieses Karotten-Käse-Creme-Risotto ist ein cremiges und aromatisches Gericht, perfekt für ein besonderes Abendessen oder ein Familienessen. Die Karottencreme passt perfekt zum Risotto und ergibt ein umhüllendes und schmackhaftes Gericht. Sie können diese köstliche Zubereitung als Hauptgericht für eine vollständige und sättigende Mahlzeit genießen.

Fusilli mit Spinat- und Mandelpesto

Zutaten:

- Glutenfreie Fusilli – 320 g;
- frischer Spinat - 150 g;
- Mandeln – 1/2 Tasse;
- Glutenfreier geriebener Käse (wie Parmesan oder Pecorino) – 50 g;
- Knoblauch – 2 Zehen, fein gehackt;
- Zitronensaft – von einer halben Zitrone;
- Extra natives Olivenöl – 1/2 Tasse;
- Salz und Pfeffer.

Vorbereitung:

Fusilli kochen: In einem Topf mit reichlich Salzwasser die glutenfreien Fusilli nach Packungsanweisung al dente kochen. Lassen Sie sie abtropfen und stellen Sie sie beiseite.

Machen Sie das Spinat-Mandel-Pesto: Geben Sie in einen Mixer den frischen Spinat, die Mandeln, den geriebenen Käse, den gehackten Knoblauch und den Zitronensaft. Alle Zutaten vermischen, bis eine homogene Masse entsteht. Während des Mixens nach und nach das native Olivenöl extra hinzufügen, bis ein cremiges Pesto entsteht. Mit Salz und Pfeffer abschmecken.

Kombinieren Sie die Zutaten: In einer großen Schüssel die gekochten Fusilli mit dem Spinat-Mandel-Pesto vermischen. Vorsichtig mischen, damit die Fusilli gleichmäßig mit dem Pesto würzen.

Servieren und garnieren: Die Fusilli mit Spinat und Mandelpesto sind servierfertig. Für einen Hauch von Farbe und Knusprigkeit können Sie das Gericht mit gehackten Mandeln und ein paar frischen Spinatblättern garnieren.

Diese Fusilli mit Spinat- und Mandelpesto sind ein leichtes und nahrhaftes Gericht, perfekt für ein frisches und leckeres Abendessen. Das geschmacks- und texturreiche Spinat-Mandel-Pesto harmoniert perfekt mit den Fusilli und ergibt ein schmackhaftes und farbenfrohes Gericht. Sie können diese köstliche Zubereitung als Hauptgericht für eine vollständige und sättigende Mahlzeit genießen.

Quinoa mit Kirschtomaten und Büffelmozzarella

Zutaten:

- Quinoa – 320 g;
- Kirschtomaten – 250 g, halbiert;
- Büffelmozzarella – 200 g, in Würfel geschnitten;
- Frischer Basilikum – ein paar Blätter, fein gehackt;
- Extra natives Olivenöl – 1/4 Tasse;
- Zitronensaft – von einer halben Zitrone;
- Salz und Pfeffer.

Vorbereitung:

Quinoa kochen: In einem Topf mit reichlich Salzwasser das Quinoa gemäß den Anweisungen auf der Packung kochen, bis das Quinoa das gesamte Wasser aufgesogen hat. Quinoa abtropfen lassen und in eine große Schüssel geben.

Kirschtomaten und Mozzarella zubereiten: Die Kirschtomaten gut waschen und halbieren. Den Büffelmozzarella in Würfel schneiden.

Kombinieren Sie die Zutaten: Geben Sie die Kirschtomaten und den Quinoa-Büffelmozzarella in die Schüssel. Fügen Sie auch die fein gehackten Basilikumblätter hinzu.

Würzen: In einer kleinen Schüssel das native Olivenöl extra mit dem Zitronensaft vermischen. Gießen Sie diese Vinaigrette über Quinoa, Kirschtomaten und Mozzarella. Gut vermischen, um alle Zutaten gleichmäßig zu würzen. Mit Salz und Pfeffer abschmecken.

Servieren und garnieren: Der Quinoa mit Kirschtomaten und Büffelmozzarella ist servierfertig. Für einen Hauch von Frische und Farbe können Sie das Gericht mit ein paar frischen Basilikumblättern garnieren.

Quinoa mit Kirschtomaten und Büffelmozzarella ist ein frisches und leckeres Gericht, perfekt für ein Sommeressen oder eine leichte und nahrhafte Mahlzeit. Die Quinoa verbindet sich harmonisch mit den süßen Kirschtomaten und dem Büffelmozzarella und ergibt ein farbenfrohes und einladendes Gericht. Sie können diese köstliche Zubereitung als Hauptgericht für eine komplette und sättigende Mahlzeit genießen oder sie als Beilage zu einem zweiten Gang mit Fleisch oder Fisch servieren.

Reisnudeln mit Spargelsauce und Speck

Zutaten:

- Glutenfreie Reisnudeln – 320 g;
- Spargel – 300 g, in dünne Ringe geschnitten;
- Speck – 100 g, gewürfelt;
- Zwiebel – 1 mittelgroß, fein gehackt;
- Knoblauch – 2 Zehen, fein gehackt;
- Glutenfreie Kochsahne – 200 ml;
- Glutenfreie Gemüsebrühe – 1/2 Tasse;
- Glutenfreier geriebener Käse (wie Parmesan oder Pecorino) – 50 g;
- Glutenfreie Butter – 2 Esslöffel;
- Extra natives Olivenöl – 2 Esslöffel;
- Salz und Pfeffer.

Vorbereitung:

Reisnudeln kochen: In einem Topf mit reichlich Salzwasser die glutenfreien Reisnudeln nach Packungsanweisung al dente kochen. Lassen Sie sie abtropfen und stellen Sie sie beiseite.

Den Speck kochen: In einer Pfanne einen Esslöffel natives Olivenöl extra erhitzen und den gewürfelten Speck hinzufügen. Bei mittlerer bis hoher Hitze goldbraun und knusprig braten. Nehmen Sie den Speck aus der Pfanne und legen Sie ihn beiseite.

Anbraten: In derselben Pfanne wie das Speckfett die gehackte Zwiebel hinzufügen und bei mittlerer Hitze goldbraun und weich anbraten. Den gehackten Knoblauch dazugeben und eine Minute bräunen lassen.

Bereiten Sie die Spargelsauce zu: Geben Sie den in dünne Scheiben geschnittenen Spargel mit dem sautierten Gemüse in die Pfanne. Kochen Sie sie einige Minuten lang bei mittlerer Hitze, bis sie weich und aromatisch sind.

Kochen Sie die Soße: Geben Sie nach und nach die heiße Gemüsebrühe zum Spargel hinzu, nach und nach, und rühren Sie dabei häufig um. Bei mittlerer Hitze weiter kochen, bis der Spargel weich ist und die Brühe reduziert ist.

Sahne und Speck hinzufügen: Die glutenfreie Kochsahne mit dem Spargel in die Pfanne geben und gut vermischen. Fügen Sie auch den knusprigen Speck hinzu. Bei mittlerer Hitze einige Minuten kochen, bis die Creme leicht eindickt. Mit Salz und Pfeffer abschmecken.

Kombinieren Sie die Zutaten: Geben Sie die Reisnudeln mit der Spargelsoße in die Pfanne und rühren Sie vorsichtig um, damit sie mit der Soße bedeckt sind.

Servieren und garnieren: Die Reisnudeln mit Spargelsauce und Speck sind servierfertig. Wenn Sie möchten, können Sie das Gericht mit einer Prise glutenfreiem geriebenem Käse garnieren.

Diese Reis-Tagliatelle mit Spargelsauce und Speck sind ein umhüllendes und schmackhaftes Gericht, perfekt für ein besonderes Abendessen oder ein Gourmet-Menü. Die Spargelsauce passt perfekt zu knusprigem Speck und Reisnudeln und ergibt ein schmackhaftes und einladendes Gericht. Sie können diese köstliche Zubereitung als Hauptgericht für eine vollständige und sättigende Mahlzeit genießen.

Buchweizenspaghetti mit Pilzcreme

Zutaten:

- Glutenfreie Buchweizennudeln – 320 g;
- Gemischte Pilze (wie Champignons, Steinpilze, Shiitake usw.) – 400 g, gereinigt und in Scheiben geschnitten;
- Zwiebel – 1 mittelgroß, fein gehackt;
- Knoblauch – 2 Zehen, fein gehackt;
- Glutenfreie Kochsahne – 200 ml;
- Glutenfreie Gemüsebrühe – 1/2 Tasse;
- Glutenfreier geriebener Käse (wie Parmesan oder Pecorino) – 50 g;
- Glutenfreie Butter – 2 Esslöffel;
- Extra natives Olivenöl – 2 Esslöffel;
- Frische Petersilie – ein paar Blätter, fein gehackt;
- Salz und Pfeffer.

Vorbereitung:

Buchweizenspaghetti kochen: In einem Topf mit reichlich Salzwasser die Buchweizenspaghetti nach Packungsanweisung kochen, bis sie al dente sind. Lassen Sie sie abtropfen und stellen Sie sie beiseite.

Bereiten Sie die Pilzcreme zu: In einer Pfanne einen Löffel natives Olivenöl extra erhitzen und die in Scheiben geschnittenen Pilze hinzufügen. Bei mittlerer bis hoher Hitze kochen, bis sie weich sind und ihre Flüssigkeit abgegeben haben. Die Hälfte der Pilze aus der Pfanne nehmen und beiseite stellen.

Anbraten: In derselben Pfanne mit den restlichen Pilzen die gehackte Zwiebel hinzufügen und bei mittlerer Hitze anbraten, bis sie goldbraun und weich ist. Den gehackten Knoblauch dazugeben und eine Minute bräunen lassen.

Bereiten Sie die Pilzcreme zu: Geben Sie die reservierten Pilze zusammen mit der sautierten Zwiebel und dem Knoblauch in die Pfanne. Fügen Sie außerdem die glutenfreie Kochsahne und die glutenfreie Gemüsebrühe hinzu. Bei mittlerer Hitze kochen, bis die Sahne leicht eindickt. Mit Salz und Pfeffer abschmecken.

Zutaten hinzufügen: Die Buchweizenspaghetti mit der Pilzcreme in die Pfanne geben und vorsichtig umrühren, bis sie mit der Creme bedeckt sind.

Servieren und garnieren: Buchweizenspaghetti mit Pilzcreme sind servierfertig. Für einen Hauch von Farbe und Geschmack können Sie das Gericht mit einer Prise geriebenem glutenfreiem Käse und ein paar gehackten frischen Petersilienblättern garnieren.

Diese Buchweizenspaghetti mit Pilzcreme sind ein reichhaltiges und umhüllendes Gericht, perfekt für ein besonderes Abendessen oder eine wohlige Mahlzeit an kühlen Tagen. Die Pilzcreme passt perfekt zu Buchweizenspaghetti und ergibt ein schmackhaftes und sättigendes Gericht. Sie können diese köstliche Zubereitung als Hauptgericht für eine vollständige und sättigende Mahlzeit genießen.

Penne mit Fleischbällchensauce

Zutaten:

- Glutenfreie Penne – 320 g;
- Fleischbällchen (nach Ihrem Lieblingsrezept gekocht oder fertig gekauft) – 400 g;
- Tomatenpüree - 500 ml;
- Zwiebel – 1 mittelgroß, fein gehackt;
- Knoblauch – 2 Zehen, fein gehackt;
- Extra natives Olivenöl – 2 Esslöffel;
- Rotwein – 1/2 Tasse;
- Frische Petersilie – ein paar Blätter, fein gehackt;
- Glutenfreier geriebener Käse (wie Parmesan oder Pecorino) – 50 g;
- Salz und Pfeffer.

Vorbereitung:

Penne kochen: In einem Topf mit reichlich Salzwasser die glutenfreien Penne nach Packungsanweisung kochen, bis sie al dente sind. Lassen Sie sie abtropfen und stellen Sie sie beiseite.

Kochen Sie die Fleischbällchen: Wenn die Fleischbällchen bereits fertig sind, können Sie sie in einer Pfanne mit einem Schuss nativem Olivenöl extra erhitzen, bis sie kochend heiß sind. Wenn die Fleischbällchen noch garen müssen, können Sie sie in einer Pfanne mit etwas nativem Olivenöl extra anbraten, bis sie von allen Seiten gebräunt und innen durchgegart sind. Nehmen Sie die Fleischbällchen aus der Pfanne und legen Sie sie beiseite.

Kochen Sie die Soße: Geben Sie in die gleiche Pfanne wie die Bratensäfte der Fleischbällchen die gehackte Zwiebel und braten

Sie sie bei mittlerer Hitze an, bis sie goldbraun und weich ist. Den gehackten Knoblauch dazugeben und eine Minute bräunen lassen.

Mit Rotwein ablöschen: Den Rotwein mit der Zwiebel und dem Knoblauch in die Pfanne geben. Lassen Sie den Alkohol bei mittlerer Hitze verdampfen, bis der Wein reduziert ist.

Tomatenpüree hinzufügen: Das Tomatenpüree in die Pfanne geben und mit der sautierten Zwiebel und dem Knoblauch gut vermischen. Lassen Sie die Soße einige Minuten bei mittlerer Hitze kochen, bis sie leicht eindickt.

Fügen Sie die Fleischbällchen hinzu: Legen Sie die gekochten Fleischbällchen mit der Sauce in die Pfanne und lassen Sie sie einige Minuten kochen, damit die Sauce aromatisiert wird.

Penne in der Soße kochen: Die Penne mit den Fleischbällchen und der Soße in die Pfanne geben. Gut vermischen, um die Penne mit der Soße und den Fleischbällchen zu würzen.

Servieren und garnieren: Die Penne mit Fleischbällchensauce sind servierfertig. Sie können das Gericht mit einer Prise geriebenem glutenfreiem Käse und einigen gehackten frischen Petersilienblättern garnieren, um ihm Farbe und Geschmack zu verleihen.

Diese Penne mit Fleischbällchensauce sind ein schmackhaftes und umhüllendes Gericht, perfekt für ein Familienessen oder für einen besonderen Anlass. Penne passen perfekt zu Fleischbällchensauce und ergeben ein schmackhaftes und sättigendes Gericht. Sie können diese köstliche Zubereitung als Hauptgericht für eine vollständige und sättigende Mahlzeit genießen.

Glutenfreie Auberginen-Spinat-Lasagne

Zutaten:

- Auberginen – 2 große, in lange, dünne Scheiben geschnitten;
- Frischer Spinat – 300 g, gewaschen und gehackt;
- Glutenfreier Hüttenkäse – 250 g;
- Glutenfreier geriebener Käse (wie Parmesan oder Pecorino) – 100 g;
- Eier – 2;
- Glutenfreies Tomatenpüree – 500 ml;
- Zwiebel – 1 mittelgroß, fein gehackt;
- Knoblauch – 2 Zehen, fein gehackt;
- Extra natives Olivenöl – 3 Esslöffel;
- Glutenfreie Butter – 2 Esslöffel;
- Salz und Pfeffer;
- Muskatnuss – eine Prise;
- Frische Basilikumblätter – ein paar Blätter, zur Dekoration.

Vorbereitung:

Auberginen kochen: Einen Grill oder eine beschichtete Pfanne erhitzen und die Auberginenscheiben mit etwas nativem Olivenöl extra bestreichen. Die Auberginenscheiben auf beiden Seiten anbraten, bis sie weich und leicht gebräunt sind. Legen Sie sie beiseite.

Bereiten Sie die Füllung vor: In einer Pfanne die gehackte Zwiebel und den gehackten Knoblauch mit etwas nativem Olivenöl extra goldbraun anbraten. Den gehackten Spinat dazugeben und kochen, bis er zusammengefallen ist. Überschüssige Flüssigkeit abgießen. Den Spinat etwas abkühlen lassen und dann mit dem Ricotta vermischen. Den geriebenen Käse, die Eier, Salz, Pfeffer und etwas geriebene Muskatnuss hinzufügen. Gut vermischen, um eine homogene Mischung zu erhalten.

Tomatensauce zubereiten: In einem Topf die Butter erhitzen und das Tomatenpüree hinzufügen. Kochen Sie die Soße einige Minuten lang bei mittlerer bis niedriger Hitze, bis sie leicht eindickt. Mit Salz und Pfeffer abschmecken.

Stellen Sie die Lasagne zusammen: Nehmen Sie eine rechteckige Pfanne und gießen Sie eine dünne Schicht Tomatensauce auf den Boden. Eine Schicht Auberginenscheiben über der Soße verteilen. Fügen Sie eine Schicht Spinat-Ricotta-Füllung hinzu. Machen Sie so lange Schichten, bis Ihnen die Zutaten ausgehen, und geben Sie abschließend eine Schicht Tomatensauce und eine Prise geriebenen Käse darüber.

Lasagne kochen: Die Pfanne mit Alufolie abdecken und bei 180 °C etwa 30–35 Minuten backen. Entfernen Sie die Folie und kochen Sie weitere 10–15 Minuten weiter, bis die Oberfläche goldbraun und knusprig ist.

Servieren und garnieren: Die glutenfreie Auberginen-Spinat-Lasagne ist servierfertig. Für einen Hauch von Farbe und Frische können Sie das Gericht mit einigen frischen Basilikumblättern garnieren.

Diese glutenfreie Auberginen-Spinat-Lasagne ist ein leckeres und leichtes Gericht, perfekt für ein Familienessen oder für einen besonderen Anlass. Die Auberginen verbinden sich wunderbar mit der Spinat-Ricotta-Füllung und ergeben ein schmackhaftes und umhüllendes Gericht. Sie können diese köstliche

Zubereitung als Hauptgericht für eine vollständige und sättigende Mahlzeit genießen.

REZEPTE FÜR ZWEITE GÄNGE

Huhn mit Zitrone und Rosmarin

Zutaten:

- Hähnchen (Sie können Oberschenkel, Keulen oder Hähnchenbrust verwenden) – 4 Stück;
- Zitronen – 2, eine ausgepresst und die andere in dünne Scheiben geschnitten;
- Frische Rosmarinzweige – 4-5 Zweige;
- Knoblauch – 4 Zehen, zerdrückt;
- Extra natives Olivenöl – 3 Esslöffel;
- Salz und Pfeffer.

Vorbereitung:

Bereiten Sie die Marinade vor: Mischen Sie in einer Schüssel das native Olivenöl extra mit dem frisch gepressten Zitronensaft, einer zerdrückten Knoblauchzehe, den Blättern von 2 Rosmarinzweigen, Salz und Pfeffer. Dies wird die Marinade für das Huhn sein.

Hähnchen marinieren: Legen Sie die Hähnchenteile in eine Schüssel oder einen verschließbaren Beutel und gießen Sie die Marinade über das Hähnchen. Stellen Sie sicher, dass alle Stücke gut mit der Marinade bedeckt sind. Decken Sie den Beutel mit Plastikfolie ab oder verschließen Sie ihn und lassen Sie das Hähnchen mindestens 30 Minuten oder noch besser einige Stunden im Kühlschrank marinieren, damit sich die Aromen vermischen.

Backen: Backofen auf 200°C vorheizen. Ordnen Sie die Hähnchenstücke auf einem mit Backpapier ausgelegten Backblech oder einem Ofenrost an und belegen Sie sie mit den

Zitronenspalten und den restlichen Rosmarinzweigen zur Dekoration. Legen Sie das Hähnchen in den Ofen und garen Sie es etwa 35–40 Minuten lang (die Garzeit kann je nach Größe der Hähnchenstücke variieren) oder bis das Hähnchen gar ist und die Haut gebräunt und knusprig ist.

Braten in der Pfanne: Sie können Hühnchen auch in einer Pfanne zubereiten. Erhitzen Sie eine große Bratpfanne mit etwas Öl und braten Sie die Hähnchenstücke auf beiden Seiten an, bis sie goldbraun und durchgegart sind.

Servieren: Nach dem Garen können Sie das Zitronen-Rosmarin-Hähnchen mit den Zitronenschnitzen und den dekorativen Rosmarinzweigen servieren. Sie können das Hähnchen mit Beilagen aus frischem Gemüse oder Ofenkartoffeln begleiten.

Hühnchen mit Zitrone und Rosmarin ist ein einfach zuzubereitendes, aber voller Geschmacksgericht, ideal für ein Mittag- oder Abendessen mit der Familie. Die Marinade verleiht dem Hähnchen einen köstlichen Geschmack und das Aroma von Rosmarin und Zitrone macht das Gericht frisch und aromatisch. Sie können dieses Hähnchen mit verschiedenen Beilagenkombinationen Ihrer Wahl servieren, wodurch die Mahlzeit noch abwechslungsreicher und köstlicher wird.

Gebackener Lachs mit Kartoffeln und Gemüse

Zutaten:

- Lachsfilets (frisch oder gefroren) - 4 Stk.;
- Kartoffeln – 4 mittelgroß, in dünne Scheiben geschnitten;
- Gemüse Ihrer Wahl (z. B. Zucchini, Kirschtomaten, Paprika, Karotten usw.) – in Stücke oder Scheiben schneiden;
- Extra natives Olivenöl – 3 Esslöffel;
- Zitrone – 1, in dünne Scheiben schneiden;
- Knoblauch – 2 Zehen, fein gehackt;
- Frischer Rosmarin – ein paar Blätter, fein gehackt;
- Salz und Pfeffer.

Vorbereitung:

Bereiten Sie das Gemüse vor: Kartoffeln und Gemüse waschen, schälen (falls nötig) und in Scheiben oder ähnlich große Stücke schneiden, damit sie gleichmäßig garen.

Dressing zubereiten: In einer Schüssel das native Olivenöl extra mit dem gehackten Knoblauch, Rosmarin, Salz und Pfeffer vermischen. Dies wird das Dressing für Lachs und Gemüse sein.

Lachs und Gemüse würzen: Die Lachsfilets und das Gemüse in einer leicht mit Olivenöl gefetteten Bratpfanne anrichten. Den Lachs und das Gemüse von beiden Seiten mit dem Dressing bestreichen und darauf achten, dass sie gut bedeckt sind.

Fügen Sie die Zitronenschnitze hinzu: Legen Sie ein paar Zitronenschnitze auf die Lachsfilets und verteilen Sie die restlichen Zitronenschnitze auf dem Gemüse.

Im Ofen backen: Den Ofen auf 200°C vorheizen. Stellen Sie die Pfanne mit dem Lachs, den Kartoffeln und dem Gemüse in die Pfanne und kochen Sie sie etwa 20 bis 25 Minuten lang oder bis der Lachs gar ist und die Kartoffeln und das Gemüse weich und leicht gebräunt sind.

Servieren: Gebackener Lachs mit Kartoffeln und Gemüse ist servierfertig. Für einen Hauch von Farbe und Aroma können Sie das Gericht mit ein paar frischen Rosmarinblättern garnieren.

Dieses Gericht ist vollständig und nahrhaft, perfekt für ein ausgewogenes und köstliches Abendessen. Lachs passt perfekt zu Kartoffeln und Gemüse und ergibt eine wirklich köstliche Mischung aus Aromen und Texturen. Sie können diese Zubereitung als einzelnes Gericht genießen oder sie mit einem frischen Salat kombinieren, um eine noch vollständigere und ausgewogenere Mahlzeit zu erhalten.

Kalbsschnitzel in Weißwein

Zutaten:

- Kalbsscheiben - 4-6 (jeweils etwa 100 g);
- Reismehl (oder anderes glutenfreies Mehl);
- Glutenfreie Butter – 3 Esslöffel;
- Extra natives Olivenöl – 2 Esslöffel;
- Trockener Weißwein – 1/2 Tasse;
- Rinderbrühe (glutenfrei) – 1/2 Tasse;
- Zitronensaft – 1 Esslöffel;
- Frische Petersilie – ein paar Blätter, fein gehackt;
- Salz und Pfeffer.

Vorbereitung:

Bereiten Sie die Schnitzel vor: Bei Bedarf können Sie die Kalbssteaks leicht zerstoßen, damit sie beim Garen dünner und zarter werden. Anschließend die Kalbsscheiben im Reismehl wenden und den Überschuss leicht abschütteln.

Jakobsmuscheln kochen: In einer großen Pfanne 2 Esslöffel Butter zusammen mit dem nativen Olivenöl extra bei mittlerer bis hoher Hitze schmelzen. Sobald die Butter zu brutzeln beginnt, die Kalbsschnitzel dazugeben und von jeder Seite etwa 2-3 Minuten anbraten, bis sie goldbraun sind. Die Jakobsmuscheln aus der Pfanne nehmen und beiseite stellen.

Bereiten Sie die Weißweinsauce zu: Gießen Sie den Weißwein in dieselbe Pfanne und lassen Sie ihn bei mittlerer bis hoher Hitze kochen. Lassen Sie den Wein einige Minuten kochen, damit der Alkohol verdunsten kann.

Rinderbrühe hinzufügen: Die Rinderbrühe mit dem Weißwein in die Pfanne geben. Noch einige Minuten kochen lassen, bis die Soße leicht eingedickt ist.

Zitronensaft hinzufügen: Den Zitronensaft zur Weißweinsauce hinzufügen und gut vermischen.

Nehmen Sie die Jakobsmuscheln zurück: Geben Sie die Jakobsmuscheln mit der Weißweinsauce zurück in die Pfanne und kochen Sie sie noch ein oder zwei Minuten lang, damit sie die Sauce aufsaugen können.

Würze: Mit Salz und Pfeffer abschmecken und die restliche Butter in die Sauce geben, um sie cremiger zu machen.

Servieren: Die Kalbsschnitzel in Weißwein sind servierfertig. Für einen Hauch Frische können Sie das Gericht mit etwas gehackter frischer Petersilie garnieren.

Diese Kalbsschnitzel in Weißwein sind ein delikates und schmackhaftes Gericht, perfekt für ein besonderes Abendessen oder einen eleganten Abend. Die Weißweinsauce verleiht den Jakobsmuscheln einen aromatischen und raffinierten Geschmack und macht das Gericht wirklich köstlich. Für eine vollständige und ausgewogene Mahlzeit können Sie die Jakobsmuscheln mit Beilagen aus frischem Gemüse oder Ofenkartoffeln begleiten.

Schweinekoteletts mit glutenfreier Barbecuesauce

Zutaten:

- Schweinekoteletts – 4 Stück (jeweils etwa 150–200 g);
- Glutenfreie Barbecue-Sauce – 1/2 Tasse;
- Brauner Zucker – 2 Esslöffel;
- Apfelessig – 2 Esslöffel;
- Glutenfreier Senf – 1 Esslöffel;
- Knoblauchpulver – 1/2 TL;
- Paprika – 1/2 TL;
- Salz und Pfeffer.

Vorbereitung:

Bereiten Sie die Marinade vor: In einer Schüssel die glutenfreie Barbecue-Sauce, braunen Zucker, Apfelessig, Senf, Knoblauchpulver, Paprika, Salz und Pfeffer vermischen. Dies wird die Marinade für die Schweinekoteletts sein.

Marinieren der Koteletts: Legen Sie die Schweinekoteletts in eine Schüssel oder einen verschließbaren Beutel und gießen Sie die Marinade über die Koteletts. Stellen Sie sicher, dass alle Koteletts gut mit der Marinade bedeckt sind. Mit Frischhaltefolie abdecken oder den Beutel verschließen und das Schweinefleisch mindestens 30 Minuten oder noch besser einige Stunden im Kühlschrank marinieren lassen, damit sich die Aromen vermischen.

Kochkoteletts: Grill oder Barbecue bei mittlerer bis hoher Hitze vorheizen. Lassen Sie die Koteletts aus der Marinade abtropfen und grillen Sie sie etwa 5–6 Minuten pro Seite auf dem heißen Grill, oder bis sie gut gegart sind und eine schöne Kruste haben.

Bestreichen Sie die Koteletts während des Garens mit der restlichen Marinade, damit sie noch schmackhafter werden.

Backen: Wenn Sie keinen Grill oder Grill haben, können Sie Schweinekoteletts im Ofen backen. Legen Sie die Koteletts auf ein mit Backpapier ausgelegtes Backblech und garen Sie sie im vorgeheizten Backofen bei 200 °C etwa 20–25 Minuten lang oder bis sie gar und gut gefärbt sind.

Servieren: Schweinekoteletts mit glutenfreier Barbecuesauce sind servierfertig. Sie können die Koteletts mit Beilagen Ihrer Wahl wie Ofenkartoffeln, Gemüsesalat oder gegrilltem Mais begleiten.

Diese Schweinekoteletts mit glutenfreier Barbecuesauce sind ein saftiges und leckeres Gericht, perfekt für ein Barbecue im Garten oder ein Abendessen mit Freunden. Die glutenfreie Barbecue-Sauce verleiht den Schweinekoteletts einen unwiderstehlichen Rauchgeschmack und macht das Gericht wirklich köstlich. Sie können diese Zubereitung als Hauptgericht für eine vollständige und sättigende Mahlzeit genießen.

Hähnchenbrötchen mit Schinken und Käse

Zutaten:

- Hähnchenbrust ohne Haut – 4 dünne Scheiben;
- Glutenfreier Rohschinken – 4 dünne Scheiben;
- Käse (wie Mozzarella, Provola oder Fontina) – 4 dünne Scheiben oder Stäbchen;
- Frischer Salbei – ein paar Blätter;
- Glutenfreie Butter – 2 Esslöffel;
- Trockener Weißwein – 1/2 Tasse;
- Hühnerbrühe (glutenfrei) – 1/2 Tasse;
- Reismehl (oder anderes glutenfreies Mehl);
- Salz und Pfeffer;
- Spieße oder Zahnstocher – zum Verschließen der Rollen.

Vorbereitung:

Bereiten Sie die Zutaten vor: Bereiten Sie dünne Hähnchenbrustscheiben und dünne Schinken- und Käsescheiben vor. Sie können den Käse auch in Stifte schneiden.

Die Brötchen zusammenstellen: Auf jede Hähnchenbrustscheibe eine Scheibe Schinken und eine Scheibe Käse legen. Geben Sie einige Salbeiblätter auf den Käse. Rollen Sie die Hähnchenbrust auf, schließen Sie die Rolle und befestigen Sie sie mit Spießen oder Zahnstochern, damit sie sich beim Garen nicht öffnet.

Die Brötchen panieren: Die Hähnchenröllchen im Reismehl wälzen und den Überschuss abschütteln.

Zubereitung der Wraps: In einer großen Pfanne die Butter bei mittlerer Hitze schmelzen. Die panierten Hähnchenröllchen dazugeben und von beiden Seiten goldbraun anbraten.

Mit Weißwein beschatten: Die Hähnchenröllchen mit trockenem Weißwein beschatten und den Alkohol verdunsten lassen.

Kochen in Hühnerbrühe: Geben Sie die Hühnerbrühe in die Pfanne und lassen Sie die Wraps bei mittlerer bis niedriger Hitze kochen, wobei Sie die Pfanne mit einem Deckel abdecken. Etwa 15–20 Minuten köcheln lassen oder bis das Hähnchen gar ist und der Käse geschmolzen ist.

Servieren: Die Hähnchen-Wraps mit Schinken und Käse sind servierfertig. Sie können die Brötchen mit Gemüsebeilagen oder Ofenkartoffeln begleiten.

Diese Hähnchenbrötchen mit Schinken und Käse sind ein leckeres und verlockendes Gericht, perfekt für ein besonderes Abendessen oder einen Abend mit Freunden. Die Kombination aus Hühnchen, Schinken und Käse macht das Gericht lecker und unwiderstehlich. Wenn Sie das Gericht noch köstlicher machen möchten, können Sie es mit einer Soße oder Frischkäse verfeinern.

Gegrilltes Rindersteak

Zutaten:

- Rindersteak (wählen Sie ein hochwertiges Fleischstück wie T-Bone-Steak, Rib-Eye-Steak oder Lendenstück) – 1 Stück (ca. 300–400 g);
- Extra natives Olivenöl – 2 Esslöffel;
- Grobes Salz;
- Frisch gemahlener schwarzer Pfeffer;
- Zweige frischer Rosmarin oder andere aromatische Kräuter nach Geschmack (optional).

Vorbereitung:

Bereiten Sie das Steak vor: Nehmen Sie das Steak etwa 30 Minuten vor dem Garen aus dem Kühlschrank, damit es Zimmertemperatur annehmen kann. Dies ermöglicht ein gleichmäßiges Garen.

Den Grill anzünden: Den Grill bei mittlerer bis hoher Hitze vorheizen. Je nach Wunsch können Sie einen Gas- oder Holzkohlegrill verwenden.

Das Steak würzen: Das Steak auf beiden Seiten mit nativem Olivenöl extra bestreichen. Geben Sie das grobe Salz und den frisch gemahlenen schwarzen Pfeffer auf beide Seiten des Steaks. Wenn Sie möchten, können Sie auch Kräuter wie Rosmarin oder Thymian hinzufügen, um dem Fleisch ein noch appetitlicheres Aroma zu verleihen.

Steak zubereiten: Legen Sie das Steak auf den heißen Grill und lassen Sie es einige Minuten lang garen, ohne es zu bewegen, bis eine goldene Kruste entsteht. Die Garzeit variiert je nach Dicke des Steaks und dem gewünschten Gargrad. Für seltene Gerichte das Steak etwa 3 bis 4 Minuten pro Seite garen; für einen mittleren Gargrad 5-6 Minuten pro Seite kochen; Für einen guten Gargrad 7 bis 8 Minuten pro Seite garen. Sie können die Garzeit nach Ihren persönlichen Vorlieben anpassen.

Ruhen: Sobald das Steak durchgegart ist, nehmen Sie es vom Grill und lassen Sie es einige Minuten ruhen, bevor Sie es anschneiden. Dadurch kann sich der Saft im Fleisch verteilen und das Steak bleibt saftig und zart.

Servieren: Das gegrillte Rindersteak ist servierfertig. Schneiden Sie das Fleisch in Scheiben und servieren Sie es auf einer Platte, wobei Sie den ganzen Geschmack und die Textur des Rindfleischs genießen können.

Fischfilet mit Mandelkruste

Zutaten:

- 4 Fischfilets (Lachs, Wolfsbarsch, Dorade oder anderer glutenfreier Fisch Ihrer Wahl);
- 100 g fein gehackte Mandeln (achten Sie darauf, dass sie glutenfrei sind);
- 50 g glutenfreie Semmelbrösel;
- Saft von 1 Zitrone;
- 2 Esslöffel gehackte frische Petersilie;
- 2 Esslöffel Dijon-Senf (stellen Sie sicher, dass er glutenfrei ist);
- Natives Olivenöl extra;
- Salz und Pfeffer.

Vorbereitung:

Bereiten Sie den Fisch vor: Verwenden Sie einen Fisch Ihrer Wahl, z. B. Lachs, Wolfsbarsch oder Kabeljau, und schneiden Sie ihn in Filets. Entfernen Sie alle Dornen und überschüssige Haut.

Herstellung der Mandelkruste: Mandeln fein hacken (ohne Schale) und mit weiteren Gewürzen und Zutaten Ihrer Wahl, wie Salz, Pfeffer, Petersilie oder Zitronenschale, vermischen.

Kneten der Kruste: Etwas Olivenöl oder zerlassene Butter zum Mandelteig geben und glatt rühren.

Tragen Sie die Kruste auf den Fisch auf: Verteilen Sie die Mandelpaste gleichmäßig auf den Fischfilets und drücken Sie sie leicht an, damit sie festklebt.

Garen: Die Fischfilets auf einem mit Backpapier ausgelegten Backblech oder in einer Auflaufform anrichten und im vorgeheizten Backofen bei 180 °C etwa 15–20 Minuten garen, oder bis der Fisch gar ist und die Mandelkruste goldbraun ist.

Servieren: Servieren Sie das Fischfilet mit Mandelkruste heiß, vielleicht mit Beilagen Ihrer Wahl wie gedünstetem Gemüse oder Reis.

Dieses Gericht ist eine köstliche Kombination aus Aromen und Texturen, wobei die Süße und Knusprigkeit der Mandeln perfekt mit dem delikaten Geschmack des Fisches harmoniert.

Hackbraten mit Gemüse

Zutaten:

- 500 g Hackfleisch (Rind, Schwein oder gemischt);
- 1 Ei;
- 1 mittelgroße Zwiebel, fein gehackt;
- 2 mittelgroße Karotten, gerieben;
- 2 mittelgroße Zucchini, gerieben;
- 2 Knoblauchzehen, fein gehackt;
- 50 g geriebener Parmesan;
- 50 g glutenfreie Semmelbrösel;
- 2 Esslöffel gehackte frische Petersilie;
- Salz und Pfeffer;
- Natives Olivenöl extra.

Vorbereitung:

Bereiten Sie die Zutaten vor: Schneiden Sie das Gemüse Ihrer Wahl fein, zum Beispiel Karotten, Zwiebeln, Sellerie, Paprika oder Zucchini. Sie können auch bereits gekochtes oder gekochtes Gemüse verwenden, um den Zubereitungsprozess zu beschleunigen.

Bereiten Sie das Fleisch vor: Mischen Sie das Hackfleisch mit Semmelbröseln, Eiern, Salz, Pfeffer und anderen Gewürzen nach Geschmack, wie z. B. Petersilie, Basilikum oder Oregano. Sie können Rindfleisch, Schweinefleisch, Hühnchen oder eine Kombination davon verwenden.

Fleisch und Gemüse mischen: Das gehackte Gemüse zur Fleischmischung geben und gut vermischen, bis eine glatte Paste entsteht.

Formen Sie den Hackbraten: Geben Sie den Teig in eine rechteckige oder ovale Form und geben Sie ihm die Form eines Hackbratens. Sie können die Oberfläche mit Speckstreifen oder Lorbeerblättern dekorieren.

Garen: Backen Sie den Hackbraten im vorgeheizten Ofen bei 180 °C etwa 45–60 Minuten lang oder bis die Oberfläche goldbraun ist und das Fleisch vollständig durchgegart ist.

Servieren: Den Hackbraten in Scheiben schneiden und heiß servieren. Sie können dazu eine Sauce Ihrer Wahl servieren, zum Beispiel eine Tomatensauce oder eine Pilzsauce.

Hackbraten mit Gemüse ist ein schmackhaftes und vielseitiges Gericht, das durch Hinzufügen oder Ersetzen von Gemüse oder Gewürzen an den persönlichen Geschmack angepasst werden kann. Es eignet sich perfekt für ein Mittag- oder Abendessen mit der Familie und ist auch eine großartige Option für die Zubereitung von Fleisch- und Gemüseresten.

Garnelen- und gegrillte Gemüsespieße

Zutaten:

- 400 g geschälte und gereinigte Garnelen;
- 1 Zucchini;
- 1 rote Paprika;
- 1 rote Zwiebel;
- Saft von 1 Zitrone;
- 3 Löffel natives Olivenöl extra;
- 2 Knoblauchzehen, fein gehackt;
- Salz und Pfeffer;
- Zweige frischer Rosmarin (optional);
- Stäbchen für die Spieße (Holz oder Metall).

Vorbereitung:

Bereiten Sie die Zutaten vor: Garnelen putzen und schälen, dabei nur den Schwanz übrig lassen. Schneiden Sie das Gemüse Ihrer Wahl in Würfel, zum Beispiel Paprika, Zwiebeln, Zucchini, Kirschtomaten oder Pilze.

Marinade: Garnelen und Gemüse in eine Schüssel geben und mit Olivenöl, Zitronensaft, gehacktem Knoblauch, Salz, Pfeffer und anderen Gewürzen wie Paprika, Oregano oder Rosmarin abschmecken. Gut vermischen, damit alle Zutaten gut gewürzt sind. Mindestens 30 Minuten marinieren lassen, damit die Aromen absorbiert werden.

Vorbereitung der Spieße: Garnelen und Gemüse abwechselnd bunt und schön auf den Spieß stecken.

Grillen: Erhitzen Sie den Grill bei mittlerer bis hoher Hitze und bestreichen Sie ihn leicht mit Olivenöl, damit die Spieße nicht kleben bleiben. Legen Sie die Spieße auf den Grill und grillen Sie sie etwa 2 bis 3 Minuten pro Seite oder bis die Garnelen rosa und das Gemüse leicht verkohlt sind.

Servieren: Servieren Sie die gegrillten Garnelen- und Gemüsespieße heiß, vielleicht begleitet von einer Joghurt- oder Mayonnaise-Sauce und frischem Salat.

Diese Kebabs sind eine großartige Option für ein leichtes und schmackhaftes Abendessen und können mit verschiedenen Gemüsesorten und Gewürzen ganz nach Ihrem Geschmack zusammengestellt werden.

Glutenfreie Hähnchenschnitzel

Zutaten:

- 4 Hähnchenbrustfilets ohne Haut und Knochen, in dünne Scheiben geschnitten;
- Glutenfreies Mehl (z. B. Reismehl oder Maismehl)
- 2 Eier;
- 50 g glutenfreie Semmelbrösel (kann durch Mischen von glutenfreiem Brot zubereitet werden);
- Salz und Pfeffer;
- Olivenöl oder Pflanzenöl zum Braten.

Vorbereitung:

Richten Sie einen Arbeitsplatz ein: Stellen Sie drei Schüsseln bereit, eine mit glutenfreiem Mehl, eine mit geschlagenen Eiern und eine andere mit glutenfreien Semmelbröseln.

Hähnchen würzen: Die Hähnchenscheiben auf beiden Seiten salzen und pfeffern.

Die Koteletts panieren: Jedes Hähnchenstück in Mehl wenden und darauf achten, dass es vollständig umhüllt ist. Anschließend in das geschlagene Ei tauchen und schließlich in den glutenfreien Semmelbröseln wälzen. Dabei fest andrücken, damit die Semmelbrösel am Fleisch haften bleiben.

Die Koteletts anbraten: In einer großen Pfanne reichlich Öl bei mittlerer bis hoher Hitze erhitzen. Wenn das Öl heiß ist, braten Sie die Hähnchenschnitzel etwa 3 bis 4 Minuten pro Seite, bis sie goldbraun und durchgegart sind.

Trocknen Sie das überschüssige Öl ab: Lassen Sie sie auf saugfähigem Papier abtropfen, um das überschüssige Öl zu entfernen.

Servieren: Servieren Sie die glutenfreien Hähnchenschnitzel heiß, vielleicht mit einem Spritzer Zitrone oder mit Beilagen Ihrer Wahl.

Glutenfreie Hähnchenschnitzel sind eine angenehme Alternative zu herkömmlichen Varianten und eignen sich perfekt für ein köstliches glutenfreies Abendessen.

Seezunge mit Butter und Zitrone

Zutaten:

- 4 Filets frische oder gefrorene Seezunge;
- 60g Butter;
- Saft von 1 frischen Zitrone;
- 50 g Mehl (glutenfreies Mehl kann verwendet werden);
- Salz und Pfeffer;
- gehackte frische Petersilie (optional);
- Olivenöl oder Pflanzenöl zum Braten.

Vorbereitung:

Bereiten Sie die Sohle vor: Reinigen Sie die Sohle und spülen Sie sie unter kaltem Wasser ab. Wenn die Seezunge gefroren ist, lassen Sie sie vollständig auftauen, bevor Sie mit der Zubereitung beginnen.

Seezunge würzen: Die Seezunge von beiden Seiten salzen und pfeffern.

Beschichten Sie die Seezunge: Bestäuben Sie jede Seezunge mit Mehl und stellen Sie sicher, dass sie vollständig bedeckt ist.

Die Seezunge anbraten: In einer großen Pfanne eine großzügige Menge Öl bei mittlerer bis hoher Hitze erhitzen. Fügen Sie für den Geschmack eine kleine Menge Butter hinzu. Wenn das Öl und die Butter heiß sind, braten Sie die Seezunge etwa 3 bis 4 Minuten pro Seite, bis sie goldbraun und gar ist.

Zitronenbuttersauce: In einer anderen kleinen Pfanne ein Stück Butter schmelzen und den frischen Zitronensaft hinzufügen. Gut vermischen und mit Salz und Pfeffer abschmecken.

Servieren: Lassen Sie sie auf saugfähigem Papier abtropfen, um überschüssiges Öl zu entfernen, und legen Sie sie dann auf einen Servierteller. Die Zitronen-Butter-Sauce über die Seezunge träufeln und für eine frische Note mit gehackter frischer Petersilie bestreuen.

Seezunge mit Butter und Zitrone ist ein elegantes und raffiniertes Gericht, perfekt für ein besonderes Abendessen oder um Gäste zu beeindrucken. Begleiten Sie die Seezunge mit Beilagen wie Bratkartoffeln oder gedünstetem Gemüse für ein vollkommenes Geschmackserlebnis.

Geschmortes Kaninchen mit Oliven und Tomaten

Zutaten:

- 1 Kaninchen in Stücke geschnitten;
- 1 Tasse schwarze Oliven (entsteint);
- 200 g geschälte Tomaten oder frische reife Tomaten, in Würfel geschnitten;
- 1 gehackte Zwiebel;
- 1 gehackter Knoblauch;
- 1 Fleischbrühe oder Wasser;
- Weißwein (optional);
- Olivenöl;
- Salz und Pfeffer;
- Gehackte frische Petersilie (optional).

Vorbereitung:

Bereiten Sie die Zutaten vor: Schneiden Sie das Kaninchen in Stücke, spülen Sie es dann unter kaltem Wasser ab und trocknen Sie es mit Papiertüchern. Zwiebel und Knoblauch fein hacken, Tomaten in Würfel schneiden und ggf. Oliven entkernen.

Das Kaninchen anbraten: In einem großen Topf etwas Olivenöl bei mittlerer bis hoher Hitze erhitzen. Die Kaninchenstücke dazugeben und von beiden Seiten goldbraun anbraten.

Zwiebel und Knoblauch hinzufügen: Die gehackte Zwiebel und den Knoblauch in den Topf geben und anbraten, bis sie weich und durchscheinend sind.

Tomaten und Oliven hinzufügen: Die gewürfelten Tomaten und Oliven in den Topf geben und gut vermischen.

Passen Sie den Geschmack an: Fügen Sie nach Belieben den Weißwein und dann die Rinderbrühe oder das Wasser hinzu. Mit Salz und Pfeffer abschmecken.

Kochen: Decken Sie den Topf ab und lassen Sie das Kaninchen etwa eine Stunde lang köcheln, bis das Fleisch zart und saftig ist.

Servieren: Servieren Sie das geschmorte Kaninchen mit Oliven und Tomaten heiß, vielleicht mit frisch gehackter Petersilie bestreut für eine frische Note.

Dieses Gericht ist köstlich und aromatisch, denn der intensive Geschmack der Oliven und Tomaten harmoniert perfekt mit dem zarten Fleisch des Kaninchens. Dazu passen Beilagen wie Bratkartoffeln, Polenta oder gedünstetes Gemüse.

Garnelencurry mit Kokosmilch

Zutaten:

- 500 g Frische oder gefrorene Garnelen, geschält und aufgetaut;
- 400 ml Kokosmilch;
- 1 Esslöffel Currypaste (rot oder grün, je nach Wunsch);
- 1 gehackte Zwiebel;
- 1 gehackter Knoblauch;
- Frisches Chili oder Chilipulver (nach Geschmack);
- 1 Esslöffel Kokosöl oder Olivenöl;
- Salz und Pfeffer;
- Frische Petersilie oder gehackter Koriander zum Garnieren (optional);
- Als Beilage Basmatireis oder Jasminreis.

Vorbereitung:

Bereiten Sie die Zutaten vor: Tauen Sie die Garnelen bei Bedarf auf, schälen Sie sie und lassen Sie die Schwänze dran. Zwiebel und Knoblauch fein hacken und nach Belieben die frische Chili in Ringe schneiden.

Die Aromen anbraten: In einer großen Pfanne das Kokosöl oder Olivenöl bei mittlerer Hitze erhitzen. Die gehackte Zwiebel und den Knoblauch dazugeben und anbraten, bis sie weich und glasig sind.

Fügen Sie die Currypaste hinzu: Geben Sie die Currypaste in die Pfanne, vermischen Sie sie gut mit der Zwiebel und dem Knoblauch und rösten Sie sie leicht an, um die Aromen zu entfalten.

Garnelen hinzufügen: Geben Sie die Garnelen in die Pfanne und rühren Sie gut um, damit sie mit dem Curry und den Gewürzen bedeckt sind.

Gießen Sie die Kokosmilch: Gießen Sie die Kokosmilch in die Pfanne und vermischen Sie alles gut. Wenn Sie möchten, können Sie frisches Chili oder Chilipulver hinzufügen, um die Schärfe zu erhöhen.

Köcheln: Decken Sie die Pfanne ab und lassen Sie die Garnelen im Curry etwa 5–7 Minuten köcheln, bis die Garnelen gar und gut gewürzt sind.

Servieren: Servieren Sie die Curry-Garnelen heiß mit Kokosmilch, eventuell mit Basmatireis oder Jasminreis. Für eine frische Note mit frischer Petersilie oder gehacktem Koriander bestreuen.

Dieses Gericht ist eine köstliche Geschmackskombination, bei der sich der cremige Geschmack der Kokosmilch mit der Schärfe des Currys und der Süße der Garnelen vermischt. Es ist perfekt für ein exotisches und leckeres Abendessen.

Putenroulade mit Schinken und Käse

Zutaten:

- 4 dünne Putenscheiben;
- 4 Scheiben Rohschinken;
- 4 Scheiben Käse (Sie können Käse wie Fontina, Mozzarella oder Provolone verwenden);
- 100 g frischer Spinat oder Basilikumblätter (optional);
- Salz und Pfeffer;
- 1 Tasse Hühnerbrühe oder Weißwein (optional);
- Küchengarn oder Zahnstocher.

Vorbereitung:

Bereiten Sie die Zutaten vor: Legen Sie die Putenscheiben auf eine saubere, trockene Arbeitsfläche. Wenn die Scheiben dick sind, können Sie sie mit einem Fleischklopfer etwas flacher machen.

Schinken und Käse hinzufügen: Auf jede Putenscheibe eine Scheibe Prosciutto und eine Scheibe Käse legen. Wenn Sie möchten, können Sie für einen Hauch Frische auch etwas frischen Spinat oder Basilikumblätter hinzufügen.

Roulade aufrollen: Die Putenscheiben aufrollen, so dass eine kompakte Roulade entsteht. Befestigen Sie die Roulade mit Küchengarn oder Zahnstochern, damit sie während des Garens geschlossen bleibt.

Roulade würzen: Die Putenroulade von allen Seiten salzen und pfeffern.

Kochen: In einer großen Pfanne etwas Olivenöl oder Butter erhitzen. Die Putenroulade dazugeben und von allen Seiten goldbraun anbraten.

Flüssigkeit hinzufügen (optional): Wenn Sie möchten, können Sie etwas Hühnerbrühe oder Weißwein hinzufügen, um die Roulade abzulöschen und ihr zusätzlichen Geschmack zu verleihen. Decken Sie die Pfanne mit einem Deckel ab und lassen Sie die Roulade bei mittlerer bis niedriger Hitze etwa 20–25 Minuten lang kochen, bis sie vollständig durchgegart ist.

Servieren: Die Putenroulade in Scheiben schneiden und heiß servieren, eventuell mit Beilagen wie Bratkartoffeln, Grillgemüse oder Kartoffelpüree.

Diese mit Schinken und Käse gefüllte Putenroulade ist eine Delikatesse, die alle Gäste begeistern wird und ein Hit auf dem Esstisch ist. Sie können das Rezept mit Ihren Lieblingskäsesorten und -geschmacksrichtungen anpassen, um ein einzigartiges und unwiderstehliches Gericht zu kreieren.

Gegrillter Schwertfisch mit Zitrussauce

Zutaten:

- 4 frische oder gefrorene Schwertfischfilets (je 150–200 g);
- Olivenöl;
- Zitrussaft (1 Orange, 1 Zitrone und/oder 1 Limette);
- abgeriebene Zitrusschale (Orange, Zitrone und/oder Limette);
- zerhackter Knoblauch;
- Gehackte frische Petersilie;
- Salz und Pfeffer;
- Frisches rotes Chili oder Chilipulver (optional).

Vorbereitung:

Bereiten Sie die Schwertfischfilets vor: Spülen Sie sie unter kaltem Wasser ab und tupfen Sie sie mit Papiertüchern trocken.

Marinade: In einer Schüssel Olivenöl, Zitronensaft, geriebene Zitrusschale, gehackten Knoblauch, frische Petersilie, Salz und Pfeffer vermischen. Wenn Sie möchten, können Sie für einen Hauch von Schärfe auch etwas frische rote Paprika oder Chilipulver hinzufügen. Passen Sie die Zutaten Ihrem Geschmack an.

Fisch marinieren: Die Schwertfischfilets in die Marinade geben und wenden, sodass sie vollständig mit dem Dressing bedeckt sind. Decken Sie die Schüssel mit Plastikfolie ab und lassen Sie sie mindestens 30 Minuten, vorzugsweise jedoch 1–2 Stunden, im Kühlschrank marinieren, damit die Aromen absorbiert werden.

Den Grill vorheizen: Den Grill bei mittlerer bis hoher Hitze vorheizen und mit etwas Olivenöl bestreichen, damit der Fisch nicht kleben bleibt.

Garen: Die Schwertfischfilets aus der Marinade nehmen und leicht schütteln, um überschüssige Gewürze zu entfernen. Legen Sie die Filets auf den Grill und grillen Sie sie etwa 3 bis 4 Minuten pro Seite oder bis der Fisch gar und leicht gebräunt ist.

Zitrussauce: Bereiten Sie in der Zwischenzeit die Zitrussauce zu, indem Sie Olivenöl, Zitrussaft, geriebene Zitrusschale, gehackten Knoblauch, frische Petersilie, Salz und Pfeffer in einer Schüssel vermischen.

Servieren: Die gegrillten Schwertfischfilets auf einer Servierplatte anrichten und mit der frisch zubereiteten Zitrussauce übergießen. Für eine auffällige Präsentation können Sie es mit frischen Zitrusscheiben oder Petersilienzweigen dekorieren.

Dieser gegrillte Schwertfisch mit Zitrussauce ist ein leichtes und schmackhaftes Gericht, das perfekt zu frischen Beilagen wie Rucolasalat und Kirschtomaten oder mediterranem Couscous passt. Experimentieren Sie mit verschiedenen Zitruskombinationen, um eine einzigartige und köstliche Sauce zu kreieren.

Hühnercurry mit Mandelmilch

Zutaten:

- 500 g Hähnchenbrust in Würfel geschnitten;
- 1 gehackte Zwiebel;
- 2 gehackte Knoblauchzehen;
- 2 Esslöffel Currypaste (rot oder grün, je nach Wunsch);
- 400 ml Mandelmilch;
- 200 g geschälte Tomaten oder Tomatenpüree;
- Olivenöl oder Kokosöl;
- Salz und Pfeffer;
- Gehackte frische Petersilie zum Garnieren (optional);
- Dazu Basmatireis oder Naan-Brot.

Vorbereitung:

Bereiten Sie die Zutaten vor: Schneiden Sie die Hähnchenbrust in Würfel und hacken Sie die Zwiebel und den Knoblauch fein. Wenn Sie möchten, können Sie das Gericht auch mit Gemüse wie gewürfelten Paprika oder Karotten bereichern.

Die Aromen anbraten: In einer großen Pfanne etwas Olivenöl oder Kokosöl bei mittlerer Hitze erhitzen. Die gehackte Zwiebel und den Knoblauch dazugeben und anbraten, bis sie weich und glasig sind.

Fügen Sie die Currypaste hinzu: Geben Sie die Currypaste in die Pfanne, vermischen Sie sie gut mit der Zwiebel und dem Knoblauch und rösten Sie sie leicht an, um die Aromen zu entfalten.

Hähnchen zubereiten: Die Hähnchenwürfel in die Pfanne geben und gut umrühren, um sie mit dem Curry und den Gewürzen zu überziehen. Das Hähnchen anbraten, bis es von allen Seiten goldbraun ist.

Mandelmilch und Tomaten hinzufügen: Die Mandelmilch in die Pfanne gießen und gut mit dem Hühnchen und dem Curry vermischen. Fügen Sie die geschälten Tomaten oder das Tomatenpüree hinzu, um das Gericht cremiger und schmackhafter zu machen.

Köcheln: Decken Sie die Pfanne ab und lassen Sie das Hähnchencurry mit Mandelmilch bei mittlerer bis niedriger Hitze etwa 15 bis 20 Minuten köcheln, bis das Hähnchen gar ist und die Soße eingedickt ist.

Servieren: Servieren Sie das Hühnchen-Curry mit warmer Mandelmilch, vielleicht mit etwas Basmatireis oder Naan-Brot, um die Mahlzeit abzurunden. Für eine frische Note mit gehackter frischer Petersilie bestreuen.

Dieses Hühnercurry mit Mandelmilch ist ein Gericht voller Geschmack und Cremigkeit, perfekt, um den Gaumen zu verwöhnen und sich mit einem ethnischen und leckeren Gericht zu verwöhnen.

Gebackene Schweinerippchen mit Kartoffeln

Zutaten:

- 1 kg Schweinerippchen;
- 800 g Kartoffeln;
- zerhackter Knoblauch;
- Gehackter frischer Rosmarin;
- Olivenöl;
- Salz und Pfeffer;
- süßer Paprika (optional);
- 100 ml Fleischbrühe oder Wasser.

Vorbereitung:

Bereiten Sie die Schweinerippchen vor: Spülen Sie sie unter kaltem Wasser ab und trocknen Sie sie mit Papiertüchern. Wenn die Rippchen sehr groß sind, können Sie sie in kleinere Stücke schneiden, um das Garen zu erleichtern.

Marinieren (optional): Auf Wunsch können Sie die Schweinerippchen vor dem Garen mindestens 30 Minuten lang in einer Mischung aus Olivenöl, gehacktem Knoblauch, frischem Rosmarin, Salz, Pfeffer und süßem Paprika marinieren. Dieser Schritt erhöht den Geschmack und die Zartheit der Rippchen.

Bereiten Sie die Kartoffeln vor: Schälen Sie die Kartoffeln und schneiden Sie sie je nach Wunsch in Würfel oder Spalten.

Kartoffeln würzen: In einer Schüssel die Kartoffeln mit Olivenöl, gehacktem Knoblauch, frischem Rosmarin, Salz und Pfeffer vermengen.

Kochen: Den Backofen auf 180°C vorheizen. Ordnen Sie die Schweinerippchen auf einem Backblech an und legen Sie die Kartoffeln darum herum. Wenn Sie möchten, können Sie etwas Brühe oder Wasser auf den Boden der Pfanne geben, um die Rippchen beim Garen feucht zu halten.

Abdecken: Decken Sie die Pfanne mit Aluminiumfolie ab, damit die Rippchen während des ersten Garvorgangs nicht austrocknen.

Schongaren: Die Schweinerippchen im Ofen bei 180 °C etwa 1 Stunde garen. Anschließend die Alufolie entfernen und die Temperatur für weitere 15–20 Minuten auf 200 °C erhöhen, bis die Rippchen goldbraun und knusprig sind.

Servieren: Die Schweinerippchen mit Kartoffeln aus dem Ofen nehmen und heiß servieren. Für eine auffällige Präsentation können Sie etwas gehackte frische Petersilie hinzufügen.

Diese gebackenen Schweinerippchen mit Kartoffeln sind ein saftiges und sättigendes Gericht, perfekt für ein leckeres und hausgemachtes Abendessen. Dazu können Sie frische Beilagen wie einen gemischten Salat oder gedünstetes Gemüse servieren.

Entenbrust mit Orange

Zutaten:

- 2 Entenbrüste;
- 1 Tasse frischer Orangensaft;
- geriebene Orangenschale;
- 2 Esslöffel Honig;
- ¼ Tasse Hühnerbrühe;
- Butter;
- Salz und Pfeffer;
- Maisstärke oder Speisestärke (optional, um die Soße anzudicken).

Vorbereitung:

Bereiten Sie die Entenbrust vor: Machen Sie zunächst leichte Einschnitte in die Haut der Entenbrust, damit das Fett beim Garen schmilzt und die Entenbrust knuspriger wird. Die Entenbrust von beiden Seiten salzen und pfeffern.

Die Entenbrust anbraten: Die Entenbrust mit der Hautseite nach unten in eine beschichtete Pfanne bei mittlerer bis hoher Hitze legen. Die Brust einige Minuten braten, bis die Haut goldbraun und knusprig ist. Drehen Sie es um und bräunen Sie es auf der anderen Seite einige Minuten lang.

Garen im Ofen: Legen Sie die Entenbrust auf ein Backblech und garen Sie sie im vorgeheizten Backofen bei 180 °C etwa 15–20 Minuten lang oder bis sie den gewünschten Garpunkt erreicht hat. Denken Sie daran, dass Ente normalerweise in der Mitte leicht rosa serviert wird.

Bereiten Sie die Orangensauce zu: Geben Sie in dieselbe Pfanne, in der Sie die Ente angebraten haben, den frischen Orangensaft, die geriebene Orangenschale, den Honig und die Hühnerbrühe. Gut vermischen und zum Kochen bringen. Wer mag, kann noch etwas Speisestärke oder Maisstärke dazugeben, um die Soße etwas anzudicken.

Reduzieren der Sauce: Reduzieren Sie die Sauce bei mittlerer Hitze, bis sie leicht eindickt und dicker und aromatischer wird.

Butter hinzufügen: Ein Stück Butter in die Soße geben und umrühren, bis die Butter vollständig geschmolzen ist und die Soße glatt und glänzend ist.

Schneiden und Servieren: Die Entenbrust in dünne Scheiben schneiden und jede Scheibe mit der darüber geträufelten Orangensauce servieren. Zur Dekoration können Sie etwas abgeriebene Orangenschale und einen Zweig frische Petersilie hinzufügen.

Diese orangefarbene Entenbrust ist ein raffiniertes und schmackhaftes Gericht, ideal für ein elegantes Abendessen oder einen besonderen Abend. Sie können es mit Beilagen wie Kartoffelpüree, gegrilltem Gemüse oder einem gemischten Salat begleiten, um die Mahlzeit abzurunden.

In Folie gebackener Wolfsbarsch mit aromatischen Kräutern

Zutaten:

- 2 Wolfsbarsche (oder ein anderer Fisch Ihrer Wahl, z. B. Seebrasse oder Wolfsbarsch);
- Frische aromatische Kräuter (Petersilie, Basilikum, Thymian, Rosmarin, Oregano usw.);
- zerhackter Knoblauch;
- abgeriebene Zitronen- oder Orangenschale;
- Salz und Pfeffer;
- Olivenöl;
- Backpapier oder Alufolie.

Vorbereitung:

Bereiten Sie den Wolfsbarsch vor: Schälen und hacken Sie den Knoblauch, waschen Sie ihn gut unter kaltem Wasser und trocknen Sie ihn mit Papiertüchern ab. Entleeren Sie den Fisch und reinigen Sie ihn gründlich. Machen Sie auf beiden Seiten leichte Einschnitte in die Haut des Wolfsbarschs, damit die Gewürze und Kräuter beim Garen besser in das Fleisch eindringen können.

Den Fisch würzen: Den Wolfsbarsch auf beiden Seiten und in den Einschnitten mit etwas Olivenöl bestreichen. Von allen Seiten salzen und pfeffern, dann die geriebene Zitronen- oder Orangenschale innen und außen über den Fisch streuen.

Aromatische Kräuter: Den Wolfsbarsch mit frischen aromatischen Kräutern und gehacktem Knoblauch füllen. Sie können Ihre Lieblingskräuter oder eine Mischung aus Petersilie,

Basilikum, Thymian, Rosmarin, Oregano oder anderen aromatischen Kräutern Ihrer Wahl wählen.

Cartoccio: Bereiten Sie ein Blatt Backpapier oder Aluminium vor, das groß genug ist, um den Wolfsbarsch vollständig einzuwickeln. Legen Sie den Fisch in die Mitte der Folie und schließen Sie die Folie, indem Sie Falten machen und die Ränder gut verschließen, damit der Dampf während des Garens nicht entweichen kann.

Garen: Legen Sie den Wolfsbarsch in Folie auf ein Backblech und garen Sie ihn im vorgeheizten Ofen bei 180 °C etwa 20–25 Minuten lang oder bis der Fisch den gewünschten Garpunkt erreicht hat.

Service: Den Wolfsbarsch aus dem Ofen nehmen und auf eine Servierplatte geben. Sie können es direkt in Folie servieren oder vorsichtig öffnen und den Fisch auf dem Teller anrichten. Dazu passen leichte Beilagen wie gedünstetes Gemüse, Salat oder Bratkartoffeln.

Dieser in Folie gebackene Wolfsbarsch mit aromatischen Kräutern ist ein leichtes und schmackhaftes Gericht, perfekt für ein gesundes und raffiniertes Abendessen. Durch das Garen in Folie bleibt der Fisch weich und saftig, während die aromatischen Kräuter und die Zitrusschale dem Geschmack Tiefe verleihen.

Glutenfreies Kalbfleisch mit Thunfischsauce

Zutaten:

- 500 g Kalbfleisch (rundes Steak oder Nuss);
- 200 g Thunfisch in Öl, abgetropft;
- 50 g Kapern, abgetropft;
- 2 Sardellenfilets in Öl (optional, ergibt aber einen intensiveren Geschmack);
- Zitronensaft;
- 3 Esslöffel Mayonnaise (stellen Sie sicher, dass sie glutenfrei ist, oder machen Sie Ihre eigene);
- Olivenöl;
- Salz und Pfeffer;
- Gehackte frische Petersilie zum Garnieren.

Vorbereitung:

Kalbfleisch kochen: Das Kalbfleisch in leicht gesalzenem kochendem Wasser etwa 1 Stunde lang garen, bis es weich und gar ist. Lassen Sie es vollständig abkühlen und schneiden Sie es in dünne Scheiben.

Zubereitung der Soße: Den Thunfisch in Öl, die Kapern, die Sardellenfilets (falls verwendet) und den Zitronensaft in einen Mixer oder eine Küchenmaschine geben. Alles pürieren, bis eine glatte und homogene Soße entsteht.

Mayonnaise hinzufügen: Die Mayonnaise zur Thunfischsauce geben und gut vermischen. Die Mayonnaise macht die Sauce cremiger und gleicht den Geschmack von Thunfisch und Kapern aus.

Würze: Passen Sie den Geschmack der Sauce mit Salz und Pfeffer Ihrem Geschmack an. Wenn die Soße zu dick ist, können Sie etwas Olivenöl hinzufügen, um sie dünner zu machen.

Zusammensetzung des Gerichts: Die Kalbsscheiben auf einem Servierteller anrichten und mit der Thunfischsauce bedecken. Stellen Sie sicher, dass jede Fleischscheibe gut mit der Sauce bedeckt ist.

Garnitur: Das Kalbfleisch mit Thunfischsauce und gehackter frischer Petersilie bestreuen, um ihm Frische und Farbe zu verleihen.

Kühlung: Decken Sie das Gericht mit Plastikfolie ab und stellen Sie es vor dem Servieren mindestens 1–2 Stunden lang in den Kühlschrank. Dadurch haben die Aromen Zeit, sich zu vermischen und das Gericht zu bereichern.

Glutenfreies Kalbfleisch mit Thunfischsauce ist eine frische und leckere Vorspeise, perfekt für ein Mittag- oder Abendessen im Sommer. Sie können es zusammen mit einem gemischten grünen Salat oder etwas gegrilltem Gemüse servieren, um die Mahlzeit abzurunden.

Gegrillte Hähnchen- und Gemüsespieße

Zutaten:

- 2 Hähnchenbrüste in Würfel geschnitten;
- 3 Paprika (rot, grün oder gelb), in Stücke geschnitten;
- 1 rote Zwiebel in Spalten geschnitten;
- 1 Zucchini in Scheiben schneiden;
- 8 Kirschtomaten;
- 100 g ganze oder halbierte Champignons;
- Olivenöl;
- Zitronensaft;
- gehackter Knoblauch (optional);
- Salz und Pfeffer;
- süßer Paprika (optional);
- Rosmarin- oder Thymianzweige für den Geschmack.

Vorbereitung:

Zubereitung des Gemüses: Waschen Sie das Gemüse und schneiden Sie es in gleich große Stücke, damit es gleichmäßig auf den Spießen gart. Stellen Sie sicher, dass sie die richtige Größe haben, um sie auf die Stäbchen zu stecken.

Zubereitung des Hähnchens: Hähnchenbrust in Würfel schneiden und nach Belieben marinieren. Für die Marinade Olivenöl, Zitronensaft, gehackten Knoblauch, Salz, Pfeffer und Paprika (falls gewünscht) in einer Schüssel vermischen und das Hähnchen dazugeben. Zum Würzen mindestens 30 Minuten marinieren lassen.

Zusammensetzung der Spieße: Hähnchenwürfel und Gemüse abwechselnd auf die Spieße stecken, sodass Spieße entstehen. Je nach persönlichem Geschmack können Sie verschiedene Gemüsekombinationen kreieren.

Grillen: Grill bei mittlerer bis hoher Hitze vorheizen. Bestreichen Sie die Spieße mit etwas Olivenöl, damit sie nicht am Grill kleben bleiben. Grillen Sie sie etwa 10 bis 15 Minuten lang und wenden Sie dabei gelegentlich, bis das Hähnchen gar ist und das Gemüse zart und leicht gebräunt ist.

Service: Geben Sie die Hähnchen- und Gemüsespieße auf eine Servierplatte und garnieren Sie sie mit ein paar Zweigen Rosmarin oder Thymian für eine aromatische Note. Sie können sie mit einer begleitenden Sauce servieren, beispielsweise einer Joghurt-Minz-Sauce oder einer glutenfreien Barbecue-Sauce.

Gegrillte Hähnchen- und Gemüsespieße sind ein vielseitiges und farbenfrohes Gericht, perfekt für den Sommer und ungezwungene Anlässe im Freien. Für eine komplette und köstliche Mahlzeit können Sie sie mit einem frischen Salat oder etwas glutenfreiem Brot servieren.

Gebratene Garnelen mit Knoblauch und Petersilie

Zutaten:

- 500 g frische Garnelen (am besten mit Schale, Sie können aber auch die Haut dranlassen, wenn Sie möchten);
- 4 gehackte Knoblauchzehen;
- Gehackte frische Petersilie;
- Olivenöl;
- Getrockneter roter Pfeffer (optional, für eine würzige Note);
- Salz und Pfeffer.

Vorbereitung:

Zubereitung der Garnelen: Wenn die Garnelen noch eine Schale haben, waschen Sie sie unter fließendem kaltem Wasser und lassen Sie sie abtropfen. Sie können auch den Kopf entfernen und am Rücken einen Einschnitt machen, um die schwarze Vene (Darm) zu entfernen.

Kochen: In einer beschichteten Pfanne oder einer großen Bratpfanne etwas Olivenöl bei mittlerer Hitze erhitzen. Fügen Sie den gehackten Knoblauch und die getrocknete rote Chilischote (falls verwendet) hinzu und braten Sie sie eine Minute lang an, bis der Knoblauch leicht zu bräunen beginnt und sein Aroma freisetzt.

Riesengarnelen hinzufügen: Geben Sie die Riesengarnelen in die Pfanne und verteilen Sie sie in einer einzigen Schicht. Braten Sie sie auf jeder Seite etwa 2-3 Minuten lang an, bis sie rosa und durchgegart sind. Kochen Sie sie nicht zu lange, sonst besteht die Gefahr, dass sie gummiartig werden.

Würze: Mit Salz und Pfeffer abschmecken. Sie können auch etwas frischen Zitronensaft hinzufügen, um den Geschmack zu verstärken.

Petersilie hinzufügen: Den Herd ausschalten und die gehackte frische Petersilie über die Garnelen geben. Gut vermischen, um die Petersilie gleichmäßig auf den Garnelen zu verteilen.

Service: Die gebratenen Garnelen mit Knoblauch und Petersilie auf einen Servierteller geben und heiß servieren. Sie können die Garnelen mit einem frischen Salat oder etwas glutenfreiem Brot begleiten, um die Mahlzeit abzurunden.

Diese in der Pfanne gebratenen Garnelen mit Knoblauch und Petersilie sind ein leckeres und vielseitiges Gericht, perfekt für ein schnelles und appetitliches Abendessen. Sie können sie pur als Vorspeise genießen oder als zweites Hauptgericht mit Ihren Lieblingsbeilagen servieren.

Schweinebraten mit Pflaumen und Äpfeln

Zutaten:

- 1 kg Schweinebraten (Schulter oder Lende);
- 2 Äpfel (vorzugsweise süße Äpfel wie Golden Delicious oder Fuji), geschält und in Spalten geschnitten;
- 200 g Pflaumen, entkernt;
- 1 Zwiebel, in Scheiben geschnitten;
- 3-4 Zweige Rosmarin;
- 3-4 Lorbeerblätter;
- 1 Tasse Rinder- oder Hühnerbrühe;
- 1 Tasse trockener Weißwein;
- Olivenöl;
- Salz und Pfeffer.

Vorbereitung:

Zubereitung des Fleisches: Den Backofen auf 180°C vorheizen. Den Schweinebraten von allen Seiten salzen und pfeffern.

Bräunen: In einer schweren Pfanne oder einem Topf etwas Olivenöl bei mittlerer bis hoher Hitze erhitzen. Den Schweinebraten von allen Seiten goldbraun anbraten. Durch diesen Vorgang werden die Säfte im Fleisch eingeschlossen und es erhält eine schmackhafte Kruste.

Anordnung der Zutaten: Schweinebraten in einen Bräter oder eine Auflaufform geben. Ordnen Sie die Apfelscheiben, Pflaumen, Zwiebelscheiben, Rosmarinzweige und Lorbeerblätter rund um den Braten an.

Flüssigkeit hinzufügen: Rinder- oder Hühnerbrühe und Weißwein in den Bräter gießen, dabei darauf achten, dass das Fleisch nicht nass wird. Diese Flüssigkeiten tragen dazu bei, dass der Braten zart bleibt und ihm einen köstlichen Geschmack verleiht.

Garen im Ofen: Decken Sie die Pfanne mit Alufolie oder dem Deckel ab und garen Sie den Schweinebraten im vorgeheizten Ofen bei 180 °C etwa 1 Stunde und 30 Minuten lang oder bis das Fleisch zart ist und sich leicht lösen lässt, mit einer Gabel.

Enderhitzen: Nach der Hälfte der Garzeit können Sie die Alufolie oder den Deckel entfernen, um die Oberfläche des Bratens zu bräunen.

Service: Schweinebraten mit Pflaumen und Äpfeln auf einer Platte anrichten. Als Beilage können Sie gekochte Äpfel und Pflaumen dazu servieren und das Fleisch in die Bratensoße eintauchen, die sich beim Kochen in der Pfanne gebildet hat.

Dieser Schweinebraten mit Pflaumen und Äpfeln ist ein saftiges und duftendes Gericht, ideal für ein besonderes Mittag- oder Abendessen mit Freunden und der Familie. Zur Abrundung der Mahlzeit können Sie dazu Ofenkartoffeln, Kartoffelpüree oder Gemüsebeilagen servieren.

Gebackene Hähnchenschenkel mit Kartoffeln

Zutaten:

- 4-6 Hähnchenschenkel (Sie können auch Schenkel mit Schenkeln verwenden);
- 4-5 Kartoffeln, geschält und in Spalten oder Würfel geschnitten;
- 3-4 Knoblauchzehen, ganz oder fein gehackt;
- Zweige frischer Rosmarin;
- Olivenöl;
- Salz und Pfeffer;
- Süßer Paprika (optional, für zusätzlichen Geschmack).

Vorbereitung:

Zubereitung der Hähnchenschenkel: Den Backofen auf 200 °C vorheizen. Die Hähnchenschenkel gut waschen und trocknen. Die Schenkel von allen Seiten salzen und pfeffern. Für einen aromatischeren Geschmack auch süßes Paprikapulver hinzufügen (falls gewünscht).

Zubereitung der Kartoffeln: Schälen Sie die Kartoffeln und schneiden Sie sie in Spalten oder ähnlich große Würfel. Sie können sie auch ganz lassen, wenn sie klein sind. Die Kartoffeln mit Olivenöl, Salz und Pfeffer vermischen.

Anordnung der Zutaten: Hähnchenschenkel und Kartoffeln in einem Bräter oder einer Auflaufform anordnen und darauf achten, dass sie gleichmäßig verteilt sind. Geben Sie ganze oder fein gehackte Knoblauchzehen und ein paar Zweige frischen Rosmarin auf das Hähnchen und die Kartoffeln.

Backen: Das Hähnchen und die Kartoffeln mit Olivenöl beträufeln, damit sie braun werden und beim Garen saftig werden. Decken Sie die Pfanne mit Alufolie ab oder verwenden Sie den Deckel und garen Sie sie dann im vorgeheizten Backofen bei 200 °C etwa 30–40 Minuten lang.

Abschließendes Erhitzen: Nach der Hälfte der Garzeit können Sie die Alufolie oder den Deckel entfernen, damit das Hähnchen und die Kartoffeln braun werden und an der Oberfläche knusprig werden.

Gargrad prüfen: Überprüfen Sie, ob das Hähnchen durchgegart ist und die Kartoffeln innen zart sind. Bei Bedarf die Garzeit etwas verlängern, um die gewünschte Konsistenz zu erreichen.

Service: Die gebackenen Hähnchenschenkel mit Kartoffeln auf eine Platte geben und heiß servieren. Für eine frische Note können Sie es mit ein paar weiteren Zweigen frischem Rosmarin oder einem Spritzer Zitronensaft garnieren.

Dieses Gericht aus gebackenen Hähnchenschenkeln mit Kartoffeln ist einfach zuzubereiten und wird von Jung und Alt immer geschätzt. Sie können es mit einem frischen Salat oder Gemüsebeilagen begleiten, um die Mahlzeit abzurunden.

Gedämpfte Seezunge mit Kapernsauce

Zutaten:

- 4 frische Seezungenfilets (oder ein anderer Fisch Ihrer Wahl);
- 2 Esslöffel eingelegte Kapern, abgespült und fein gehackt;
- Zitronensaft;
- 2 Esslöffel gehackte frische Petersilie;
- 1/4 Tasse trockener Weißwein;
- 2 Esslöffel Olivenöl;
- Salz und Pfeffer.

Vorbereitung:

Zubereitung der Seezungenfilets: Wenn die Seezungenfilets gefroren sind, achten Sie darauf, dass sie vollständig aufgetaut sind, bevor Sie mit dem Garen fortfahren. Waschen Sie sie unter fließendem kaltem Wasser und trocknen Sie sie vorsichtig mit Papiertüchern ab.

Dämpfen: Wenn Sie einen Dampfgarkorb haben, füllen Sie ihn etwa zur Hälfte mit Wasser und bringen Sie ihn zum Kochen. Wenn Sie keinen Dampfgarkorb haben, können Sie einen Topf mit etwas Wasser und einen darauf gestellten Teller verwenden, um eine Art Dampfeffekt zu erzeugen. Stellen Sie sicher, dass die Schüssel das Wasser nicht berührt.

Garen der Seezungenfilets: Die Seezungenfilets in den Korb oder auf den Teller über dem Topf legen und mit einem Deckel oder Alufolie abdecken. Dämpfen Sie die Filets etwa 5–7 Minuten lang oder bis das Fleisch undurchsichtig und durchgegart ist. Achten

Sie darauf, den Fisch nicht zu lange zu kochen, da er sonst trocken werden könnte.

Soße zubereiten: In einer kleinen Schüssel gehackte Kapern, Zitronensaft, gehackte frische Petersilie, trockenen Weißwein und Olivenöl vermischen. Mit Salz und Pfeffer nach Geschmack würzen.

Service: Die gedämpften Seezungenfilets auf einen Servierteller geben und die Kapernsauce über den Fisch gießen. Für eine elegantere Präsentation können Sie es mit ein paar ganzen Kapern oder Petersilienzweigen garnieren.

Dieses Gericht aus gedämpfter Seezunge mit Kapernsauce ist leicht und voller Geschmack. Für eine ausgewogene und schmackhafte Mahlzeit können Sie ihn mit Beilagen aus Gemüse, Reispilaw oder Ofenkartoffeln begleiten.

Porchetta-Kaninchen mit Speck und Rosmarin

Zutaten:

- 1 ganzes Kaninchen (ca. 1,5–2 kg), gereinigt und entbeint;
- 200 g dünn geschnittener geräucherter Speck;
- Zweige frischer Rosmarin;
- 4 Knoblauchzehen, in dünne Scheiben geschnitten;
- Olivenöl;
- Salz und Pfeffer;
- Küchengarn oder Bindfaden zum Binden des Hasen.

Vorbereitung:

Vorbereitung des Kaninchens: Beginnen Sie mit dem Entbeinen des Kaninchens oder bitten Sie Ihren Metzger, dies für Sie zu tun. Die Knoblauchzehen schälen und hacken.

Füllen des Kaninchens: Öffnen Sie das entbeinte Kaninchen wie ein Buch und verteilen Sie die geräucherten Speckscheiben, die Knoblauchscheiben und die Rosmarinzweige auf dem Fleisch. Mit Salz und Pfeffer abschmecken.

Verschließen des Kaninchens: Schließen Sie das Kaninchen wie ein Buch und binden Sie es mit Küchengarn oder Bindfaden zusammen, um sicherzustellen, dass die Füllung während des Kochens an Ort und Stelle bleibt.

Kaninchen anbraten: In einer großen beschichteten Pfanne oder einem Topf etwas Olivenöl bei mittlerer bis hoher Hitze erhitzen. Das Kaninchen von allen Seiten anbraten, bis es goldbraun wird.

Garen im Ofen: Geben Sie das Kaninchen auf ein Backblech oder eine ofenfeste Form und garen Sie es im vorgeheizten Ofen bei

180 °C etwa 1 Stunde und 30 Minuten lang oder bis es zart und durchgegart ist. Während des Kochens können Sie mit etwas trockenem Weißwein oder Rinderbrühe ablöschen, um ihm Feuchtigkeit und Geschmack zu verleihen.

Abschließendes Erhitzen: Nach der Hälfte der Garzeit können Sie das Kaninchen mit etwas Olivenöl bestreichen, damit es an der Oberfläche braun und knusprig wird.

Service: Das Kaninchen in Porchetta mit Speck und Rosmarin auf einen Servierteller geben und in Scheiben schneiden. Dazu passen Gemüsebeilagen, Bratkartoffeln oder ein frischer Salat.

Dieses gebratene Kaninchen mit Speck und Rosmarin ist ein saftiges und aromatisches Gericht, perfekt für ein besonderes Abendessen oder zum Feiern mit Freunden und Familie.

Chicken Nuggets mit Currysauce

Zutaten:

- 500 g Hähnchenbrust, in mundgerechte Stücke geschnitten;
- 2 Esslöffel Olivenöl;
- 1 Zwiebel, fein gehackt;
- 2 Knoblauchzehen, fein gehackt;
- 2 Esslöffel Currypaste (Sie können Currypulver mit etwas Wasser gemischt verwenden);
- 1 Tasse Kokosmilch;
- 1 Esslöffel Sojasauce (stellen Sie bei Bedarf sicher, dass sie glutenfrei ist);
- 1 Esslöffel brauner Zucker;
- Salz und Pfeffer nach Geschmack;
- Gehackte frische Petersilie (optional, zum Garnieren).

Vorbereitung:

Zubereitung der Chicken Nuggets: Die Hähnchenbrust in gleich große, mundgerechte Stücke schneiden. Sie können die Chicken Nuggets auch etwa 30 Minuten lang in etwas Olivenöl, Salz und Pfeffer marinieren, bevor Sie sie für zusätzlichen Geschmack kochen.

So kochen Sie die Chicken Nuggets: In einer großen Pfanne etwas Olivenöl bei mittlerer bis hoher Hitze erhitzen. Fügen Sie die Chicken Nuggets hinzu und kochen Sie sie, bis sie goldbraun und durchgegart sind. Die gekochten Chicken Nuggets auf einen Teller geben und beiseite stellen.

Zubereitung der Currysauce: In derselben Pfanne bei Bedarf etwas Olivenöl hinzufügen und die gehackte Zwiebel und den Knoblauch anbraten, bis sie glasig sind und duften. Fügen Sie die Currypaste hinzu und rühren Sie gut um, um sie leicht zu rösten.

Flüssige Zutaten hinzufügen: Die Kokosmilch in die Pfanne geben und mit der Currypaste gut verrühren, sodass eine cremige Sauce entsteht. Sojasauce und braunen Zucker hinzufügen. Rühren, bis alle Zutaten gut vermischt sind.

Zubereitung der Soße: Lassen Sie die Soße einige Minuten bei mittlerer Hitze kochen, bis sie leicht eindickt und sich die Aromen vermischen.

Fertigstellung des Gerichts: Die zuvor gekochten Chicken Nuggets in die Currysauce geben und gut vermischen, sodass sie vollständig mit der Sauce bedeckt sind. Lassen Sie alles noch 2-3 Minuten kochen, damit sich die Aromen vermischen.

Service: Die Chicken Nuggets mit Currysauce auf eine Platte geben. Für einen Hauch Frische können Sie das Gericht mit gehackter frischer Petersilie garnieren.

Diese Chicken Nuggets mit Currysauce sind köstlich und können mit Basmatireis, glutenfreiem Naan-Brot oder Gemüse abgerundet werden.

Glutenfreies Gemüseomelett

Zutaten:

- 6 Eier;
- 1 Zucchini, in dünne Ringe geschnitten;
- 1 Paprika (Farbe nach Wahl), in dünne Streifen geschnitten;
- 1 rote Zwiebel, in dünne Scheiben geschnitten;
- 100 g Kirschtomaten, halbiert;
- 50 g geriebener Käse (z. B. Parmesan oder Pecorino);
- 2 Esslöffel Olivenöl;
- Salz und Pfeffer nach Geschmack;
- Gehackte frische Petersilie (optional, zum Garnieren).

Vorbereitung:

Bereiten Sie das Gemüse vor: Erhitzen Sie 1 Esslöffel Olivenöl in einer beschichteten Pfanne bei mittlerer Hitze. Zucchini, Paprika und rote Zwiebel hinzufügen und das Gemüse kochen, bis es weich und leicht gebräunt ist. Die Kirschtomaten dazugeben und einige Minuten weiterkochen, bis sie leicht weich werden. Mit Salz und Pfeffer nach Geschmack würzen.

Zubereitung des Omeletteigs: In einer Schüssel die Eier mit einer Gabel glatt rühren. Den geriebenen Käse dazugeben und gut vermischen.

Gemüse und Teig vermischen: Das gekochte Gemüse mit dem Ei-Käse-Teig in die Schüssel geben und alles vermischen, um das Gemüse gleichmäßig im Teig zu verteilen.

Frittata zubereiten: In einer beschichteten Pfanne geeigneter Größe 1 Esslöffel Olivenöl bei mittlerer bis niedriger Hitze erhitzen. Die Eier-Gemüse-Mischung in die Pfanne gießen und die Oberfläche glatt streichen.

Garen bei mittlerer Hitze: Decken Sie die Pfanne mit einem Deckel ab und kochen Sie das Omelett bei mittlerer bis niedriger Hitze etwa 10–15 Minuten lang oder bis die Oberfläche trocken und das Omelett gut fest ist. Sie können den Gargrad auch überprüfen, indem Sie eine Gabel in die Mitte stechen: Wenn alles sauber herauskommt, ist das Omelett fertig.

Endbräunung (optional): Wenn Sie eine intensivere Bräunung der Oberfläche des Omeletts wünschen, können Sie den Deckel abnehmen und es bei mittlerer bis hoher Hitze einige Minuten lang goldbraun braten.

Service: Das glutenfreie Gemüseomelett auf einen Servierteller geben. Sie können es mit gehackter frischer Petersilie oder anderen Kräutern Ihrer Wahl garnieren.

Dieses glutenfreie Gemüseomelett schmeckt heiß, schmeckt aber genauso gut kalt. Sie können das Omelett mit einem frischen Salat oder Gemüsebeilagen für eine komplette Mahlzeit begleiten.

Fisch in Folie mit Gemüse und Zitrone

Zutaten:

- 4 Fischfilets (Sie können jeden Fisch Ihrer Wahl verwenden, z. B. Dorade, Wolfsbarsch oder Lachs);
- 1 Zucchini, in dünne Ringe geschnitten;
- 1 Karotte, in dünne Ringe geschnitten;
- 1 Paprika (Farbe nach Wahl), in dünne Streifen geschnitten;
- 1 Zitrone, in dünne Scheiben geschnitten;
- Zweige frische Petersilie;
- 2 Esslöffel Olivenöl;
- Salz und Pfeffer nach Geschmack.

Vorbereitung:

Zubereitung des Gemüses: Den Backofen auf 200°C vorheizen. Bereiten Sie vier ausreichend große Blätter Pergamentpapier oder Aluminiumfolie vor, um die Fischfilets einzuwickeln. Auf jedem Blatt die Zucchini-, Karotten- und Paprikascheiben verteilen.

Zubereitung der Fischfilets: Die Fischfilets gut waschen und trocknen. Auf jedes Blatt Backpapier ein Filet auf das Gemüse legen.

Dressing: Einen Schuss Olivenöl über die Fischfilets und das Gemüse träufeln. Mit Salz und Pfeffer abschmecken. Geben Sie außerdem ein paar Zweige frische Petersilie und die Zitronenspalten auf den Fisch.

Einpacken: Schließen Sie die Folie und falten Sie die Ränder des Pergamentpapiers nach innen, um den darin enthaltenen Fisch und das Gemüse vollständig zu verschließen.

Backen im Ofen: Legen Sie die Päckchen auf ein Backblech und garen Sie sie im vorgeheizten Ofen bei 200 °C etwa 15–20 Minuten lang, oder bis der Fisch gar ist und das Gemüse weich, aber noch knackig ist.

Bedienung: Nehmen Sie die Päckchen aus dem Ofen und öffnen Sie sie vorsichtig. Achten Sie dabei auf den austretenden Dampf. Die Fischfilets und das Gemüse auf Servierteller verteilen. Für einen Farbtupfer können Sie es mit ein paar Zweigen frischer Petersilie garnieren.

Dieser Fisch in Folie mit Gemüse und Zitrone ist ein leichtes und aromatisches Gericht, das perfekt zu einer Beilage aus braunem Reis, Ofenkartoffeln oder einem frischen Salat passt.

Hähnchen-Saltimbocca mit Schinken und Salbei

Zutaten:

- 4 dünne Scheiben Hähnchenbrust;
- 4 Scheiben Rohschinken;
- Frische Salbeiblätter;
- Reis- oder Maismehl (glutenfrei);
- Butter oder Olivenöl;
- 1/2 Tasse Hühnerbrühe (oder trockener Weißwein);
- Zitronensaft;
- Salz und Pfeffer nach Geschmack.

Vorbereitung:

Vorbereitung der Hähnchenscheiben: Wenn die Hähnchenbrustscheiben zu dick sind, können Sie sie mit einem Fleischklopfer oder Nudelholz leicht flach drücken, um eine gleichmäßige Dicke zu erhalten. Sie können sie auch zwischen zwei Lagen Plastikfolie einwickeln und mit einem Fleischklopfer vorsichtig zerdrücken.

Füllung: Auf jede Hähnchenscheibe eine Scheibe Rohschinken und einige frische Salbeiblätter legen.

Versiegeln: Die Hähnchenscheiben mit Schinken und Salbei vorsichtig aufrollen, sodass kleine Rollen entstehen. Befestigen Sie die Rollen mit Zahnstochern oder binden Sie sie mit Küchengarn zusammen.

Panieren (optional): Für eine leichte glutenfreie Panade können Sie die Hähnchenröllchen mit Reis oder Maismehl bestreichen.

Dieser Schritt ist optional und kann übersprungen werden, wenn Sie eine leichtere Variante des Gerichts bevorzugen.

Kochen: In einer beschichteten Pfanne etwas Butter oder Olivenöl bei mittlerer Hitze erhitzen. Fügen Sie die Hähnchenröllchen hinzu und braten Sie sie von allen Seiten an, bis sie goldbraun sind und das Hähnchen durchgegart ist. Dies sollte je nach Dicke der Hähnchenscheiben etwa 5–6 Minuten pro Seite dauern.

Ablöschen: Die Hähnchenröllchen mit der Hühnerbrühe (oder trockenem Weißwein) ablöschen und einige Minuten kochen lassen, bis die Flüssigkeit zu einer leichten Soße wird. Für etwas Frische können Sie auch etwas Zitronensaft hinzufügen.

Service: Die Hähnchen-Wraps mit Schinken und Salbei auf eine Platte geben und die Sauce darüber träufeln. Sie können es mit ein paar frischen Salbeiblättern oder einem Spritzer Zitronensaft garnieren.

Diese Hühnchen-Saltimbocca mit Schinken und Salbei schmecken köstlich mit Beilagen aus Ofenkartoffeln, gegrilltem Gemüse oder einem frischen Salat.

Muscheln Marinara

Zutaten:

- 1 kg frische Muscheln, gereinigt und gewaschen;
- 2 Knoblauchzehen, fein gehackt;
- 1 Bund frische Petersilie, fein gehackt;
- 1 frische Chili (optional), fein gehackt;
- 400 g geschälte Tomaten oder Tomatenpüree;
- 1/2 Tasse trockener Weißwein;
- Olivenöl;
- Salz und Pfeffer nach Geschmack;
- Scheiben glutenfreies Brot (zur Beilage).

Vorbereitung:

Reinigung der Muscheln: Stellen Sie zunächst sicher, dass die Muscheln gründlich gereinigt sind. Spülen Sie sie unter fließendem Wasser ab und entfernen Sie dabei alle Verkrustungen oder Bärte auf den Schalen. Zerbrochene oder bereits geöffnete Muscheln entsorgen.

Soffritto: In einer großen Pfanne oder einem großen Topf etwas Olivenöl bei mittlerer Hitze erhitzen. Den gehackten Knoblauch und die frische rote Paprika (falls verwendet) hinzufügen und einige Minuten anbraten, bis der Knoblauch leicht gebräunt ist.

Muscheln kochen: Die Dosentomaten oder das Tomatenpüree in die Pfanne geben und gut mit dem Knoblauch vermischen. Einige Minuten kochen lassen, bis die Soße zu kochen beginnt.

Wein und Muscheln hinzufügen: Den Weißwein in die Pfanne gießen und gut mit der Sauce vermischen. Dann die gereinigten

Muscheln dazugeben und vorsichtig verrühren, um sie gleichmäßig in der Soße zu verteilen.

Abdecken und Garen: Decken Sie die Pfanne mit einem Deckel ab und kochen Sie sie bei mittlerer bis hoher Hitze etwa 5 bis 7 Minuten lang oder bis sich die Muscheln vollständig öffnen. Entsorgen Sie alle Muscheln, die sich beim Kochen nicht geöffnet haben.

Salz- und Pfeffereinstellung: Probieren Sie die Soße und passen Sie Salz und Pfeffer nach Geschmack an.

Service: Die Muschelmarinara auf eine große Servierplatte geben. Streuen Sie für einen Hauch Frische gehackte Petersilie über die Muscheln. Begleiten Sie die Muscheln mit glutenfreien Brotscheiben, um die köstliche Soße zu ernten.

Die Muscheln Marinara sind bereit zum Genießen. Dieses Gericht eignet sich perfekt als Vorspeise oder als leichtes Hauptgericht, begleitet von einem frischen Salat oder gegrilltem Gemüse.

Gebackener Zackenbarsch mit Kirschtomaten und Oliven

Zutaten:

- 4 Zackenbarsch- oder Wolfsbarschfilets (jeweils ca. 150-200 g);
- 250 g Kirschtomaten, halbiert;
- 50 g schwarze Oliven, entkernt und in Scheiben geschnitten;
- 2 Knoblauchzehen, fein gehackt;
- 1 Bund frische Petersilie, fein gehackt;
- 1/2 Tasse trockener Weißwein;
- 3 Esslöffel Olivenöl;
- Salz und Pfeffer nach Geschmack;
- 1 Zitrone (zum Servieren, optional).

Vorbereitung:

Zubereitung der Zutaten: Backofen auf 200°C vorheizen. Die Zackenbarsch- oder Wolfsbarschfilets auf ein Backblech legen und mit etwas Salz und Pfeffer würzen. Sie können sie auch mit etwas Olivenöl beträufeln, um sie saftiger zu machen.

Oliven und Kirschtomaten hinzufügen: Die halbierten Kirschtomaten und entkernten Oliven kreisförmig um die Fischfilets verteilen. Den gehackten Knoblauch und die frische Petersilie ebenfalls über den Fisch und das Gemüse geben.

Mit Weißwein beschatten: Den trockenen Weißwein rund um die Fischfilets und das Gemüse in die Pfanne gießen, ohne den Fisch selbst zu bedecken. Der Weißwein verleiht dem Gericht Geschmack und sorgt dafür, dass der Zackenbarsch beim Kochen zart bleibt.

Backen im Ofen: Decken Sie die Pfanne mit Aluminiumfolie ab und backen Sie den Zackenbarsch etwa 15 bis 20 Minuten lang im Ofen oder bis der Fisch gar ist und sich leicht mit einer Gabel lösen lässt.

Bräunung (optional): Wenn Sie eine intensivere Bräunung der Fischoberfläche wünschen, können Sie die Alufolie entfernen und bei mittlerer bis hoher Hitze noch einige Minuten garen.

Service: Nehmen Sie die Pfanne aus dem Ofen und geben Sie die Zackenbarschfilets mit Kirschtomaten und Oliven auf eine Servierplatte. Für einen Hauch Frische können Sie das Gericht mit frischen Zitronenscheiben garnieren.

Gebackener Zackenbarsch mit Kirschtomaten und Oliven ist servierfertig. Dazu passen Beilagen wie Ofenkartoffeln, gegrilltes Gemüse oder gemischter Salat.

Glutenfreies Mandelhähnchen

Zutaten:

- 4 Hähnchenbrüste ohne Haut und Knochen, in mundgerechte Stücke geschnitten;
- 1 Tasse gemahlene Mandeln (stellen Sie sicher, dass sie glutenfrei sind);
- 1/2 Tasse Reis- oder Maismehl (glutenfrei);
- 2 Eier, leicht geschlagen;
- Olivenöl;
- Salz und Pfeffer nach Geschmack;
- Zitronensaft (optional, zum Garnieren).

Vorbereitung:

Zubereitung des Hähnchens: Den Backofen auf 200°C vorheizen. Die Hähnchenbrüste putzen und in mundgerechte Stücke schneiden.

Panieren: Bereiten Sie drei separate Schüsseln vor. In die erste Schüssel das Reis- oder Maismehl geben. In die zweite Schüssel die geschlagenen Eier geben. In die dritte Schüssel die gemahlenen Mandeln geben.

Panieren: Tauchen Sie jedes Chicken Nugget in Reis- oder Maismehl, tauchen Sie es dann in das geschlagene Ei und tauchen Sie es schließlich in die gemahlenen Mandeln. Drücken Sie dabei leicht darauf, damit die Mandeln gut am Huhn haften.

Kochen in der Pfanne: In einer großen beschichteten Pfanne etwas Olivenöl bei mittlerer bis hoher Hitze erhitzen. Die panierten Chicken Nuggets dazugeben und von allen Seiten goldbraun und knusprig anbraten. Dies sollte etwa 3-4 Minuten pro Seite dauern.

In den Ofen geben: Die Chicken Nuggets auf ein mit Backpapier ausgelegtes Backblech legen und im vorgeheizten Ofen bei 200 °C weitere 10–12 Minuten backen, oder bis das Hähnchen gar ist und die Mandeln leicht gebräunt sind.

Salz- und Pfefferanpassung: Probieren Sie die Almond Chicken Bites und passen Sie bei Bedarf Salz und Pfeffer an.

Service: Das Mandelhähnchen auf eine Servierplatte geben. Für einen säuerlichen Kick können Sie es mit etwas frischem Zitronensaft garnieren.

Glutenfreies Mandelhähnchen ist bereit zum Genießen. Dieses Gericht schmeckt köstlich, serviert mit gegrilltem Gemüse, braunem Reis oder einem frischen Salat.

Schweinefilet mit Kartoffeln und Rosmarin

Zutaten:

- 1 Schweinelende (ca. 1,2 kg);
- 4-5 mittelgroße Kartoffeln, geschält und in dicke Scheiben geschnitten;
- Zweige frischer Rosmarin;
- 4 Knoblauchzehen, halbiert;
- Olivenöl;
- Salz und Pfeffer nach Geschmack.

Vorbereitung:

Zubereitung Schweinefilet: Backofen auf 180°C vorheizen. Zuerst die Rautenhaut mit einem diagonalen Gitter einritzen, um ein Rautenmuster zu erzeugen. Dadurch haftet das Gewürz besser und die Haut wird beim Kochen knuspriger.

Würzen: Die Schweinelende von allen Seiten mit Olivenöl einreiben, dann gut mit Salz und Pfeffer einreiben. Für zusätzlichen Geschmack können Sie auch ein paar Zweige frischen Rosmarin in die Fleischstücke stecken.

Kochen in der Pfanne: In einer beschichteten Pfanne etwas Olivenöl bei mittlerer bis hoher Hitze erhitzen. Das Schweinefilet dazugeben und von allen Seiten goldbraun anbraten. Dadurch wird das Fleisch versiegelt und bleibt beim Garen im Ofen saftig.

Kartoffel-Rosmarin-Arrangement: Die Kartoffelspalten auf einem Backblech gleichmäßig verteilen. Das gebräunte Schweinefilet darauflegen. Fügen Sie außerdem die Rosmarinzweige und halbierten Knoblauchzehen rund um die Lende und die Kartoffeln hinzu.

Garen im Ofen: Die Pfanne mit einem Stück Alufolie abdecken und im vorgeheizten Ofen bei 180 °C etwa 1 Stunde garen. Entfernen Sie nach dieser Zeit die Aluminiumfolie und kochen Sie weitere 30–40 Minuten weiter, oder bis die Schweinelende eine Innentemperatur von 70–75 °C erreicht und die Kartoffeln weich und leicht gebräunt sind.

Ruhen: Schweinefilet und Kartoffeln aus der Bratpfanne nehmen und auf eine Servierplatte legen. Lassen Sie das Schweinefleisch einige Minuten ruhen, bevor Sie es in Scheiben schneiden, damit sich der Saft nicht zu sehr verteilt.

Service: Das geschnittene Schweinefilet mit den Kartoffeln und Rosmarin servieren. Für eine auffälligere Präsentation können Sie etwas Olivenöl und frischen Rosmarin hinzufügen.

Schweinelende mit Kartoffeln und Rosmarin ist bereit zum Genießen. Dieses Gericht schmeckt köstlich mit einem frischen Salat oder gebackenen Gemüsebeilagen.

Forelle en papillote mit Kirschtomaten und Oliven

Zutaten:

- 2 frische Forellen, gereinigt und entleert;
- 200 g Kirschtomaten, halbiert;
- 50 g entkernte schwarze Oliven, in Scheiben geschnitten;
- 2 Knoblauchzehen, fein gehackt;
- 1 Bund frische Petersilie, fein gehackt;
- 1 frische Chili (optional), fein gehackt;
- Olivenöl;
- Salz und Pfeffer nach Geschmack;
- 1 Zitrone (zum Garnieren, optional).

Vorbereitung:

Zubereitung der Forelle: Den Backofen auf 200°C vorheizen. Waschen Sie die Forellen unter fließendem Wasser und trocknen Sie sie mit saugfähigem Papier ab. Legen Sie jede Forelle auf ein Blatt Pergamentpapier, das groß genug ist, um den Fisch vollständig einzuwickeln.

Forellen füllen: In jede Forelle ein paar Stücke Kirschtomaten, geschnittene schwarze Oliven, gehackten Knoblauch, gehackte Petersilie und, wenn Sie möchten, frische Chilischote für eine leichte Schärfe geben. Mit Salz und Pfeffer abschmecken.

Verschließen der Päckchen: Verschließen Sie die Pergamentpapierpäckchen vorsichtig um die Forelle herum, damit sie gut verschlossen sind und beim Garen keine Flüssigkeit austritt.

Backen im Ofen: Ordnen Sie die Forellenpäckchen auf einem Backblech an und backen Sie sie mit einer Gabel im vorgeheizten Ofen bei 200 °C etwa 15–20 Minuten lang oder bis der Fisch gar ist und sich leicht zersplittern lässt.

Bedienung: Die Forellenpäckchen aus dem Ofen nehmen und vorsichtig öffnen. Geben Sie die Forelle auf eine Servierplatte und beträufeln Sie sie mit etwas Olivenöl und, falls gewünscht, ein paar Scheiben frischer Zitrone.

Die in Folie gebackene Forelle mit Kirschtomaten und Oliven ist bereit zum Probieren. Sie können dieses Gericht mit Beilagen aus gegrilltem Gemüse oder einem frischen Salat für eine leichte und gesunde Mahlzeit begleiten.

Rinderfilet mit grünem Pfeffer

Zutaten:

- 600-800 g Rinderfilet;
- 2 Esslöffel grüne Pfefferkörner;
- 200 ml Kochsahne (oder glutenfreie Gemüsecreme);
- 50 ml Brandy oder Cognac;
- 1 Esslöffel Butter;
- Olivenöl;
- Salz und schwarzer Pfeffer nach Geschmack.

Vorbereitung:

Filetzubereitung: Backofen auf 180°C vorheizen. Lassen Sie das Rinderfilet vor dem Garen etwa 30 Minuten bei Zimmertemperatur stehen, um ein gleichmäßiges Garen zu gewährleisten.

Grüne Pfefferkruste: Die grünen Pfefferkörner mit einem Mörser oder einer Pfeffermühle grob zerstoßen. Das Rinderfilet mit reichlich schwarzem Pfeffer bestreuen und von beiden Seiten leicht salzen.

Kochen in der Pfanne: In einer großen beschichteten Pfanne etwas Olivenöl bei mittlerer bis hoher Hitze erhitzen. Das Rinderfilet dazugeben und von allen Seiten goldbraun anbraten. Dadurch wird der Saft im Fleisch versiegelt.

In den Ofen geben: Das Rinderfilet auf ein Backblech legen und im vorgeheizten Ofen bei 180 °C etwa 15–20 Minuten garen, bis ein mittlerer Gargrad erreicht ist oder bis der gewünschte Gargrad erreicht ist.

Grüne Pfeffersoße: In derselben Pfanne, in der Sie das Rinderfilet gekocht haben, den Brandy oder Cognac hinzufügen und einige Sekunden verdampfen lassen. Dann die Kochsahne und die restlichen zerkleinerten grünen Pfefferkörner hinzufügen. Bei mittlerer bis niedriger Hitze köcheln lassen, bis die Sauce leicht eindickt und mit grünem Pfeffer gewürzt ist.

Beenden des Garvorgangs: Wenn das Rinderfilet gar ist, nehmen Sie die Pfanne aus dem Ofen und lassen Sie das Fleisch einige Minuten ruhen, bevor Sie es in Scheiben schneiden. Dadurch kann sich der Saft gleichmäßig im Fleisch verteilen.

Service: Das Rinderfilet mit grünem Pfeffer in Scheiben schneiden und auf einem Servierteller anrichten. Gießen Sie die scharfe grüne Pfeffersauce über das Fleisch.

Das Rinderfilet mit grünem Pfeffer kann nun verkostet werden. Dazu passen Beilagen wie Bratkartoffeln, Spargel oder gegrilltes Gemüse.

Glutenfreier Chicken Cacciatore

Zutaten:

- 1 ganzes Hähnchen in Stücke geschnitten oder 4-6 Hähnchenschenkel;
- 2 Esslöffel Olivenöl;
- 1 große Zwiebel, in dünne Scheiben geschnitten;
- 2 Knoblauchzehen, fein gehackt;
- 1 frische Chili (optional), fein gehackt;
- 400 g geschälte Tomaten oder Kirschtomaten;
- 1/2 Tasse trockener Weißwein;
- 1 Tasse Hühnerbrühe (glutenfrei);
- 1/2 Tasse entkernte schwarze Oliven;
- 1 Zweig Rosmarin;
- 2 Lorbeerblätter;
- Salz und Pfeffer nach Geschmack;
- Gehackte frische Petersilie zum Garnieren.

Vorbereitung:

Den Backofen auf 180°C vorheizen.

Erhitzen Sie das Olivenöl in einem großen ofenfesten Topf oder einer Pfanne bei mittlerer bis hoher Hitze. Die Hähnchenstücke dazugeben und von allen Seiten goldbraun anbraten. Das Hähnchen auf eine Platte geben und beiseite stellen.

In denselben Topf die in dünne Scheiben geschnittene Zwiebel geben und schmoren lassen, bis sie glasig wird. Fügen Sie den Knoblauch und die rote Paprika (falls verwendet) hinzu und lassen Sie sie ein oder zwei Minuten lang anbraten, bis sie ihr Aroma entfalten.

Gießen Sie den Weißwein in den Topf und kratzen Sie den Boden mit einem Holzlöffel ab, um alle am Topf haftenden Aromen und Aromen zu lösen.

Fügen Sie die geschälten Tomaten oder Kirschtomaten hinzu und zerdrücken Sie sie mit einem Löffel, um sie leicht zu zerkleinern. Hühnerbrühe, Oliven, Rosmarin, Lorbeerblätter, Salz und Pfeffer nach Geschmack hinzufügen.

Geben Sie das Hähnchen zurück in den Topf, decken Sie es mit einem Deckel ab und stellen Sie den Topf in den vorgeheizten Ofen. Etwa 45 Minuten backen oder bis das Hähnchen zart und durchgegart ist.

Nehmen Sie den Auflauf aus dem Ofen und lassen Sie das Hähnchen einige Minuten ruhen.

Service: Den Hähnchen-Cacciatore auf einen Servierteller geben, mit frisch gehackter Petersilie bestreuen und heiß servieren. Sie können das Hähnchen mit Beilagen aus Bratkartoffeln, Reis oder gegrilltem Gemüse begleiten.

Der glutenfreie Hähnchen-Cacciatore ist fertig zum Genießen.

Gefüllter Tintenfisch mit Oliven und Kapern

Zutaten:

- 500 g gereinigter und geschälter Tintenfisch;
- 100 g entkernte schwarze Oliven, fein gehackt;
- 2 Esslöffel gehackte Kapern;
- 1 Knoblauchzehe, fein gehackt;
- 2 Esslöffel gehackte frische Petersilie;
- 1/4 Tasse Semmelbrösel (stellen Sie sicher, dass es glutenfrei ist);
- Olivenöl;
- Salz und Pfeffer nach Geschmack;
- Zitronensaft (optional, zum Garnieren).

Vorbereitung:

Zubereitung der Füllung: In einer Schüssel gehackte Oliven, Kapern, Knoblauch, Petersilie und Semmelbrösel vermischen. Mit Salz und Pfeffer abschmecken und einen Schuss Olivenöl hinzufügen, um die Füllungszutaten zu binden.

Tintenfischfüllung: Füllen Sie jeden Tintenfisch mit der vorbereiteten Füllung und drücken Sie ihn leicht an, um sicherzustellen, dass die Füllung gleichmäßig im Inneren verteilt ist.

Verschließen der Calamari: Verschließen Sie die Öffnung der Calamari mit einem Holzzahnstocher oder -spieß, um zu verhindern, dass die Füllung beim Kochen austritt.

Kochen in der Pfanne: In einer großen beschichteten Pfanne etwas Olivenöl bei mittlerer bis hoher Hitze erhitzen. Fügen Sie die gefüllten Calamari hinzu und braten Sie sie von allen Seiten an, bis sie braun und durchgegart sind.

Service: Die gefüllten Calamari auf eine Platte geben und nach Belieben mit einem Schuss frischem Zitronensaft garnieren.

Gefüllte Calamari mit Oliven und Kapern sind bereit zum Genießen. Dieses Gericht schmeckt hervorragend mit gemischten Salatbeilagen oder gegrilltem Gemüse.

Sesam-Lachsfilet

Zutaten:

- 2 frische Lachsfilets;
- 2 Esslöffel Sesamkörner;
- 2 Esslöffel Sesamöl (oder Olivenöl);
- 2 Esslöffel Sojasauce (stellen Sie bei Bedarf sicher, dass sie glutenfrei ist);
- 1 Esslöffel Honig;
- 1 Knoblauchzehe, fein gehackt;
- 1 Teelöffel frischer Ingwer, gerieben;
- Saft einer halben Zitrone;
- Salz und Pfeffer nach Geschmack;
- Gehackte frische Petersilie zum Garnieren (optional).

Vorbereitung:

Den Backofen auf 200°C vorheizen.

In einer Schüssel Sesamöl, Sojasauce, Honig, gehackten Knoblauch, geriebenen Ingwer und Zitronensaft zu einer Marinade vermischen.

Die Lachsfilets mit der Marinade in die Schüssel geben und mit Frischhaltefolie abgedeckt mindestens 30 Minuten im Kühlschrank marinieren lassen.

Die Sesamkörner auf einen Teller geben. Die Lachsfilets aus der Marinade nehmen und mit den Sesamkörnern bestreichen. Dabei leicht andrücken, damit die Samen an der Oberfläche des Fisches haften bleiben.

Die Lachsfilets auf einem mit Backpapier ausgelegten oder leicht mit Olivenöl eingefetteten Backblech anrichten.

Backen Sie die Lachsfilets im vorgeheizten Ofen bei 200 °C etwa 15–20 Minuten lang oder bis der Lachs gar ist und sich mit einer Gabel leicht zersplittern lässt.

Service: Die Sesam-Lachsfilets auf eine Servierplatte geben und nach Belieben mit etwas gehackter frischer Petersilie garnieren.

Das Sesam-Lachsfilet kann nun verkostet werden. Für eine komplette und gesunde Mahlzeit können Sie ihn mit Beilagen aus Reis, Salat oder gegrilltem Gemüse begleiten.

Teufelshahn mit Ofenkartoffeln

Zutaten:

- 1 ganzer Hahn, gereinigt und halbiert (oder geviertelt, je nach Größe);
- 500 g Kartoffeln, geschält und gewürfelt;
- 2 Esslöffel Olivenöl;
- Saft von 1 Zitrone;
- 2 Knoblauchzehen, fein gehackt;
- 1 Esslöffel rotes Pfefferpulver (oder gemahlener schwarzer Pfeffer für eine weniger scharfe Variante);
- 1 Teelöffel süßer Paprika;
- 1 Teelöffel getrockneter Oregano;
- Salz und Pfeffer nach Geschmack;
- Gehackte frische Petersilie zum Garnieren (optional).

Vorbereitung:

Den Backofen auf 200°C vorheizen.

In einer großen Schüssel Olivenöl, Zitronensaft, gehackten Knoblauch, rotes Chilipulver, süßes Paprikapulver, getrockneten Oregano, Salz und Pfeffer vermischen, um die Marinade herzustellen.

Geben Sie den Hahn mit der Marinade in die Schüssel und massieren Sie ihn gut ein, damit er alle Aromen aufnimmt.

Decken Sie die Schüssel mit Frischhaltefolie ab und lassen Sie den Hahn im Kühlschrank mindestens 1 Stunde oder noch besser über Nacht marinieren, um einen intensiveren Geschmack zu erhalten.

Die gewürfelten Kartoffeln in einer Auflaufform anrichten, mit etwas Olivenöl, Salz und Pfeffer beträufeln und gut vermischen, damit sie gleichmäßig bedeckt sind.

Legen Sie das marinierte Hähnchen auf die Kartoffeln im Bräter.

Backen Sie den Hahn und die Kartoffeln im vorgeheizten Ofen bei 200 °C etwa 40–45 Minuten lang oder bis der Hahn gar ist und die Kartoffeln weich und leicht gebräunt sind.

Service: Hähnchen und Kartoffeln auf eine Platte geben, mit gehackter frischer Petersilie (falls gewünscht) garnieren und heiß servieren.

Der Teufelshahn mit Ofenkartoffeln ist bereit zum Genießen. Als komplette Mahlzeit können Sie dazu einen gemischten Salat oder gekochtes Gemüse servieren.

SCHLUSSFOLGERUNGEN

Zusammenfassung der wichtigsten behandelten Punkte

Hier finden Sie eine Zusammenfassung der wichtigsten Punkte, die im Hinblick auf das Management einer glutenfreien Ernährung behandelt werden:

1. Aufklärung: Kenntnisse über Gluten und seine Auswirkungen auf Zöliakie oder Glutenunverträglichkeit sind für die sichere und effektive Einhaltung einer glutenfreien Diät unerlässlich.
2. Planung: Planen Sie Essen im Haus, gesellschaftliche Aktivitäten und Reisen im Voraus, um glutenfreie Optionen sicherzustellen und Kreuzkontaminationen zu verhindern.
3. Kommunikation: Sprechen Sie offen mit Freunden, Familie und Restaurantpersonal über Ihre glutenfreien Ernährungsbedürfnisse.
4. Ausgewogene Ernährung: Ernähren Sie sich ausgewogen mit einer Vielzahl glutenfreier Lebensmittel, darunter glutenfreies Obst, Gemüse, mageres Eiweiß und Getreide.
5. Gesunde Snacks: Wählen Sie glutenfreie Snacks wie Obst, geschnittenes Gemüse, Nüsse oder Samen anstelle von Junkfood.
6. Fitness und körperliche Aktivität: Integrieren Sie Bewegung in Ihren Alltag, um das körperliche und geistige Wohlbefinden zu fördern.
7. Flüssigkeitszufuhr: Trinken Sie über den Tag verteilt viel Wasser, um Ihren Körper mit Feuchtigkeit zu versorgen und die Verdauung zu unterstützen.
8. Stressbewältigung: Finden Sie Möglichkeiten, Stress zu reduzieren, z. B. durch Yoga oder Meditation, um Ihr allgemeines Wohlbefinden zu steigern.

9. Soziale Unterstützung: Der Erfahrungsaustausch und die Suche nach Online-Selbsthilfegruppen für Menschen mit Zöliakie oder Glutenunverträglichkeit können hilfreich sein.

10. Ärztliche Untersuchungen: Planen Sie regelmäßige ärztliche Untersuchungen ein, um Ihren Gesundheitszustand zu überwachen und etwaige Bedenken mit Ihrem Arzt zu besprechen.

Mit diesen Tipps können Sie eine glutenfreie Ernährung erfolgreich umsetzen und Ihr allgemeines Wohlbefinden aufrechterhalten.

Fortschritte in der glutenfreien Ernährungsforschung

Die Forschung zur glutenfreien Ernährung entwickelt sich ständig weiter, da Zöliakie und Glutenunverträglichkeit zunehmend als Probleme der öffentlichen Gesundheit anerkannt werden.

Zu den Fortschritten in der Forschung gehören:

1. Besseres Verständnis der Zöliakie: Wissenschaftler haben Fortschritte beim Verständnis der Mechanismen gemacht, die Zöliakie verursachen, und der Auswirkungen von Gluten auf den Dünndarm. Dies hat zu einem erhöhten Bewusstsein für die Krankheit und ihre Auswirkungen auf die glutenfreie Ernährung geführt.
2. Produktkennzeichnung: In vielen Ländern wurden die Kennzeichnungsvorschriften für glutenfreie Produkte verbessert. Dadurch können Verbraucher sichere Lebensmittel leicht erkennen und das Risiko einer Kreuzkontamination verringern.
3. Glutenfreie Lebensmitteloptionen: Die Lebensmittelindustrie hat auf die wachsende Nachfrage nach glutenfreien Lebensmitteln reagiert, indem sie eine breite Palette glutenfreier Produkte und Alternativen anbietet, die jetzt für Verbraucher leichter zugänglich sind.
4. Forschung zu Gluten-Alternativen: Die Forschung hat zur Entwicklung von Gluten-Alternativen aus verschiedenen Quellen geführt, wie zum Beispiel Mandelmehl, Kokosmehl, Reismehl, Buchweizenmehl, Quinoa-Mehl und anderen glutenfreien Mehlen.
5. Durchbrüche bei der Behandlung: Fortschritte wurden in der Forschung zu medikamentösen Behandlungen und Therapien für Zöliakie erzielt. Einige Medikamente

werden getestet, um die Symptome zu lindern oder die Reaktion des Immunsystems auf Gluten zu reduzieren.

6. Besseres Bewusstsein für die Nicht-Zöliakie-Glutensensitivität: Die Forschung hat zu einem besseren Verständnis der Nicht-Zöliakie-Glutensensitivität geführt, einer Erkrankung, bei der Menschen Zöliakie-ähnliche Symptome verspüren, ohne dass ein positiver Test auf die Krankheit vorliegt.

7. Auswirkungen auf die Lebensqualität: Untersuchungen haben gezeigt, dass sich eine glutenfreie Ernährung positiv auf die Lebensqualität von Menschen mit Zöliakie auswirkt und ihnen hilft, ein gesünderes und aktiveres Leben zu führen.

8. Psychologische Unterstützung: Untersuchungen haben gezeigt, wie wichtig psychologische Unterstützung für diejenigen ist, die sich glutenfrei ernähren, um ihnen bei der Bewältigung der emotionalen und sozialen Herausforderungen zu helfen, die mit der Bewältigung der Diät verbunden sind.

Zusammenfassend lässt sich sagen, dass Fortschritte in der Forschung zu glutenfreier Ernährung zu einem erhöhten Bewusstsein, besseren Nahrungsmitteloptionen, psychologischer Unterstützung und einem besseren Verständnis von Zöliakie und Glutenunverträglichkeit geführt haben.

Dadurch ist die glutenfreie Ernährung für Menschen mit dieser Erkrankung zugänglicher und lohnender geworden.

Die besten Wünsche für eine gesündere und glücklichere glutenfreie Zukunft

Danke schön! Ich wünsche Ihnen auch eine gesündere und glücklichere glutenfreie Zukunft.

Mögen Sie weiterhin neue und köstliche glutenfreie Lebensmitteloptionen finden, sich rundum wohlfühlen und jeder Herausforderung mit Positivität und Entschlossenheit begegnen.

Denken Sie daran, dass Gesundheit unser wertvollstes Gut ist. Durch eine glutenfreie Ernährung und einen gesunden Lebensstil können Sie alle Ihre Ziele erreichen und ein glückliches und erfülltes Leben führen.

Viel Glück auf Ihrem Weg in eine strahlende glutenfreie Zukunft!